その鎮静, ほんとうに必要ですか

がん終末期の緩和ケアを考える

さくさべ坂通り診療所院長　**大岩　孝司**
さくさべ坂通り診療所副院長　**鈴木喜代子**

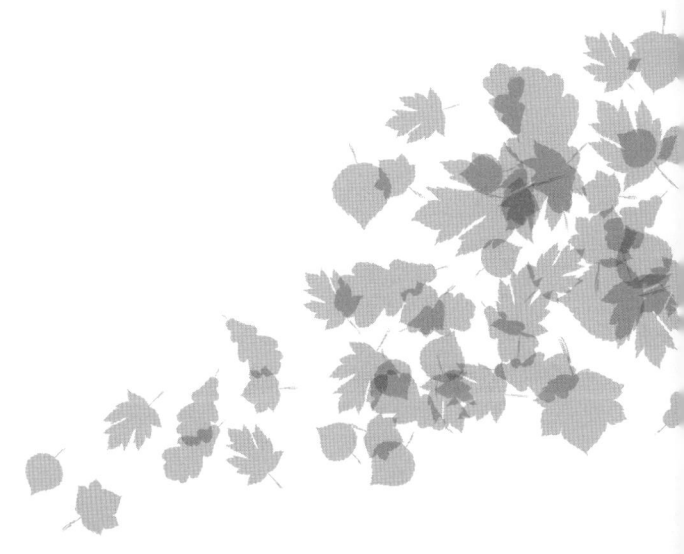

中外医学社

序　文

　"楽にしてください""眠らせてください"と，がん終末期の患者に言われたらどうするか．
　「楽にしてって何？」，「楽にしてって死なせてって言うこと？」などと思いをめぐらせて，なんて言えばいいの？　と悩み，言葉が出ないことはないだろうか．まさに言葉を失う場面である．
　病気が治れば患者は楽になる．"治らない"と言われても，病気を治す方向で頑張って治療を受けている患者は，"治療ができない"と言われるよりも気持ちは楽かも知れない．治せない病気の治療は患者も医師も楽ではない．治療の手立てがなくなった患者から"楽にしてください"と言われた時に，まじめな医療者であればあるほど，悩む場面であろう．どうして悩むことになってしまうのだろうか．原因は簡単である．病気を治す医療と同じ思考で，患者の願いを叶えようとするからである．別の言い方をすると，"病気を治す"という客観的で実体のある医療の発想で，"楽にして"という主観的で実体のない医療を行おうとするからといえる．
　原因は簡単だから，対策も簡単である．医療のルールを変えれば良いのである．病気を治すという医療は，医療側の設定でなければ目的を達することはできない．肺癌の手術をする時に，どのような方法で手術をしましょうかと患者に聞くことはできないし，意味がない．手術をした結果，肺癌が治ったかどうかも医療側が判断することになる．
　しかしがん終末期の患者では，それはできない相談なので次のような手順が必要となる．最初に行うことは，"楽にしてください"という意味を具体化することである．「痛い・苦しいという体の辛さを楽にして欲しい」とか，「もう頑張らなくても良いのでしょうか」とか，「点滴や酸素吸入をすれば楽になるのではないのでしょうか」ということなのかは，医療者が勝手に想像しても患者の苦しみと同じにはならない．患者が何の苦しみから楽になりたいかの具体的な内容は，患者に聞くということである．聞いてみなければわからない．第二には，具体化できれば，どうすれば良いかを考えることができる．言い換えると

治療の方法を患者と相談することができる．

　そして第三には，治療の効果を誰が判断するかである．がんが治ったかどうかは医療者側が判断するのだが，楽になったかどうかは患者でなければわからない．

　ここまでくるとおわかりになったのではないだろうか．そう，ルールを変えるということは，"どうするか"という問題を解決するための道程を医療側が主導・設定するという考え方から，患者が主導・設定するように変えるということである．多くの医療者が学生時代から積み上げ，卒業してからも研鑽を重ねてきた病気を治すための医療の発想を変えるのである．

　筆者は医師になってから一貫して呼吸器外科医として肺がんの治療をしてきたが，14年前に開業して在宅緩和ケアの診療をはじめた．私自身，まだまだルールを完全に変えたとは言い切れないが，ルールを変えることでその成果をいろいろ実感している．"楽にしてください"という患者の願いを叶えることができるようになったことに加えて，筆者自身が楽になったのである．これは，想定外のことである．患者は何を求めているのだろうと，患者の思いに気持を寄せて話を聞き，必要な医療的情報を求めに応じて提供すると，患者自らがその答えを出してくれる．筆者は患者が自身で決めることを助け，患者が決めたことに基づいて一緒に相談すれば良いと考え，実践している．ルールを変える前と比べると，苦痛症状が緩和されることで患者のQOLが飛躍的に高まることになった．

　この本を読んでくださる医師・看護師の皆さんにも，是非ともこの様な実感をして欲しいと願っている．しかしルールを変えることは，考えている以上に大変なことである．原因と対策を考えることは簡単だが，それを実践するのはかなり難しい．ここがうまく変えられないと「楽にしてください」という患者の願いを叶えることはできない．本文中ではこのことの表現の一つとして，緩和ケアはナラティブに始まるという言い方をしている．

　本書のタイトルは"その鎮静，ほんとうに必要ですか"としたのは，「楽にしてください」という患者の願いを叶えるために，医療者は何をすべきかを一緒に考えたいと思ったからである．"眠らせること"ではなく，本来あるべき緩和ケアを提供することで患者が楽になることを追求したい．

　この本は医療関係者，とくに緩和ケアに関わる医師・看護師などの医療関係

者に是非読んで欲しいと願っている．しかし，薬剤の使い方や病態生理に基づく治療について科学的に論じる，といった内容ではないので，緩和ケアの関係者ではなくても十分に理解をしていただけると思う．

2014年9月

著　者

目　次

はじめに　　　　　　　　　　　　　　　　　　　　　　　　　　1

第1章　がん終末期患者の諸相　　　　　　　　　　　　　　　6

【耐え難い苦痛といわれている構図を症例から学ぶ】　　　　6
症例1　苦しいよ　　　　　　　　　　　　　　　　　　　　6
　　患者の言動には意味がある　　　　　　　　　　　　　　7
　　病気の重症度と患者の辛さは比例しない　　　　　　　　8
症例2　痛くて動けない　　　　　　　　　　　　　　　　　9
　　自身のおかれている状況をわかることが大事　　　　　13
症例3　痛みがとれないよ　　　　　　　　　　　　　　　14
　　"悪い知らせ"で痛みが緩和　　　　　　　　　　　　　14
症例4　咳が止まらなくて横になれない　　　　　　　　　15
　　正しい言葉による説明；患者の誤った理解と医療者の
　　　誤った言葉の使い方　　　　　　　　　　　　　　　17
　　病態の正しい理解と対策　　　　　　　　　　　　　　17
症例5　吐いちゃうよ　　　　　　　　　　　　　　　　　19
　　辛いのは誰か　　　　　　　　　　　　　　　　　　　21
【5人の患者の共通点】　　　　　　　　　　　　　　　　　22
　　キーワードは"ズレ"　　　　　　　　　　　　　　　　22
【患者の話を聞き，患者の判断を尊重】　　　　　　　　　25
【食欲低下と喪失感】　　　　　　　　　　　　　　　　　26
【がんの辛さをもたらすもの】　　　　　　　　　　　　　27
【ある裁判記録に見る耐え難い苦痛】　　　　　　　　　　27
　　死前喘鳴は"息苦しさ"の表現ではない　　　　　　　29
　　死前喘鳴は"患者の苦しみ"の表現ではない　　　　　29
　　"痛いだろう""苦しいだろう"という思い込みの
　　　医療行為が患者を苦しめる　　　　　　　　　　　　30

"治療の中止"の希望は，みている家族の辛さから	30
患者の意思はどこに？	31
家族の辛さの受け止め方	32
【ガイドラインの落し穴】	33
【耐え難い苦痛症状の対策】	33
症例6　咽頭癌で嚥下困難な状況で腫瘍から出血	34
症例7　肺癌の縦隔リンパ節転移病巣が気管に浸潤し気管狭窄	34
症例8　骨盤転移による痛みで座位姿勢がとれない	34
がまんすることとは違う"辛さに耐える力"	35
症状緩和における自律支援	36

第2章　がんの苦痛症状の緩和の実際～がんの痛みを中心に～　38

【身体的な苦痛の感覚と情動】	39
"痛い"と感じると同時に，呼び起こされる情動（感情）	39
痛みの感じ方に影響を与える因子	39
感覚に対する治療	42
情動に対する治療	42
【がん終末期患者の心情】	43
がん治療の中での"死の衝撃"	44
医療側のペースで進むがん治療	44
置かれている状況に適応できないパニックと高度のうつ状態	
	44
【さくさべ坂通り診療所における医療用麻薬使用の実状】	45
痛みの緩和を目的とした医療用麻薬の使用量	46
死亡前7日間の医療用麻薬の使用量	47
STASを用いたがん性疼痛緩和の評価	48
意識レベルの代理指標としてのコミュニケーション力	50
新たなケアモデルの確立	50

第3章　緩和ケアの医療的視点　53

- 【緩和ケアの定義（WHO）】　54
- 【QOLとは何か】　54
  - QOLを構成する要因　55
- 【がん終末期と健康関連QOL】　56
  - 一般に，患者のQOLは疾患の治癒により改善する　56
  - がん終末期患者のQOLは低下するのみか？　57
  - QOLと健康　57
  - QOLと喪失　58
  - 健康の新たな概念　59
  - QOLはその時々の患者の満足度　60
- 【最後まで維持改善が可能なQOL要因】　60
  - スピリチュアリティ　61
  - スピリチュアルペイン；スピリチュアリティの喪失　62
  - 日常の中にある"生きる意味"　63
  - スピリチュアリティの指標　63
  - 疾患の治癒に匹敵する"その人であり続けること"　64
- 【アイデンティティを維持するためには】　64
  - 言語によるコミュニケーション　65
  - 患者の求めに応じたコミュニケーション　66
  - 自律支援；患者の自己決定を支える　67
  - コミュニケーションのベクトル　67
  - 患者の語り"ナラティブ"からケアが始まる　68
  - 耐え難い苦痛とコミュニケーション　69

第4章　耐え難い苦痛　71

- 【鎮静ガイドラインに書かれている"耐え難い苦痛"】　71
- 【耐え難い苦痛に関するガイドラインの問題】　72
- 【緩和ケアの質と耐え難い苦痛】　73
  - 検証されていない"治療抵抗性の耐え難い苦痛"　73

耐え難い苦痛は必然なのか	74
【耐え難い苦痛に込められたメッセージ】	75

第5章　鎮静ということ　77

【鎮静のガイドラインに記述されている"鎮静"】　77
　　ガイドラインのもつ危険性　78
　　倫理的基盤の正当性　79
【浅い鎮静】　80
　　コミュニケーションができる程度の意識の低下とは？　80
　　"鎮静"の二つの問題　80
　　耐え難い苦痛の一断面　81
　　意識をぼんやりさせる浅い鎮静が新たな混乱を招く　82
【深い鎮静】　83
　　安楽死と深い鎮静　83
　　深い鎮静は人としての死　84
　　精神活動，人格活動の停止が意味するもの　85
　　耐え難い苦痛の感情的な論議　86
【鎮静で耐え難い苦痛が緩和されるのか】　87
　　ガイドラインで推奨している薬剤の鎮痛作用　88
　　オピオイドを"併用して良い"という意味は？　88
【苦痛の評価で問題になること】　89
　　非言語的コミュニケーションによる評価の意味　89
　　鎮静による症状緩和の評価法の問題　91
　　家族や看護師に求められて医師が処方している現実　91
　　辛さの評価は患者自身の言葉で　92
　　辛いのは誰か？　93
　　薬剤の呼吸抑制作用の問題　93
　　"生"と"死"に対する謙虚さ　94

第6章	安楽死	95
	【定まっていない終末期医療の視点】	96
	【安楽死事件から見えるもの】	97
	患者の明示の意思表示	99
第7章	患者本人の意思	100
	鎮静の過半数が本人の意思の確認がない	100
	【医療現場のコミュニケーション】	101
	"悪い知らせ"ほど患者には伝えられていない	101
	患者・家族の耳に届くコミュニケーション	102
	【認識の違い】	103
	【患者本人の意思ではない】	104
	がん患者の心理的・精神的状況	104
	噛み合わないコミュニケーション	105
	【家族の意思】	106
	伝わらない患者の思い	107
	【緩和ケアチームの責任】	107
第8章	昏睡と鎮静	109
	【自然の経過では昏睡にはならない】	109
	返事をしないことと昏睡は別	109
	伝えることが大変になる	110
	患者は全てわかっている	111
	昏睡と判断されることでの患者の辛さ	112
	"昏睡にならない"と認識することが大事	112
	【鎮静を緩和ケアの手段として正当化することは間違い】	113
	鎮静の提案は終末期患者に対する圧力である	114
	シシリー・ソンダースに帰ろう	114
	シシリー・ソンダースから学ぶもの	115

【緩和ケアのプログラムに欠落しているもの】	116
"鎮静"という名の生命の軽視	116
一般医療の延長上から抜け出せない医療者の自己矛盾	117
患者の価値観を置き去りにした医療者主体の発想	117
ケアチームが関わる功罪	118
おわりに	120
文　献	123

はじめに

　"がん終末期は耐え難い痛みに苦しむ"というイメージは，患者・市民だけではなく多くの医療・介護・福祉関係者の脳髄に呪縛のように染みこんでいる．このように苦しみ死んでいくのを見るに忍びないと，安楽死の是非についての論議が打ち寄せる波のように巻き起こる．オランダ，ベルギーなどでは安楽死が法律で認められている．実際に，最後にシャンペンを飲んで乾杯し永久の旅に出た，というニュースが流れることがある．しかし，シャンペンでお別れできる人が安楽死をする，ということに違和感を覚えるのは筆者だけではないだろう．ここまで安楽死が一般化して良いのだろうかという疑問を禁じ得ない．ただし，本書の主題は安楽死ではなく，"鎮静（Sedation，セデーション）"である．

　鎮静がどういうものかは本文中で詳しく論じるが，がん終末期の鎮静は，がんによる耐え難い苦痛を和らげるために行われる．がん終末期の患者はほとんど例外なく死を実感する中で苦悩を深めており，辛い思いをしている．しかし，筆者は"耐え難い苦痛が原因で生きる希望をなくした"という患者を知らない．患者の辛さがわからないからではないかという叱責を受けることを覚悟で，がん終末期の患者が耐え難い苦痛で苦悩することがないように支援し，耐え難い苦痛で苦悩している患者の苦痛緩和は，十分に可能であるということを明らかにしていきたい．

　本書は以下のように構成した．はじめに，がん終末期に痛みなどの身体的苦痛に苦悩している患者の症状の緩和は十分に可能であることを，実際の症例で示した．その上で，どのような医療を提供すれば苦痛を緩和できるのかを，緩和ケアの基本的な考え方を問い直すなかで検証した．緩和ケアを適切に提供できれば，耐え難い苦痛と言われるような事態を招かないことを示し，鎮静という手段を考慮しなければならない局面には至らないことを，結論として示した．

　筆者が10年前に苦い思いを味わった経験を紹介したい．開業医として在宅緩和ケアの診療を始めて間もなくの事だった．ホスピスへの入院を希望された卵巣癌の75歳の女性患者Aさんがいた．90歳の夫と二人暮らしで，子供達は

両親を心配して頻繁に自宅に訪れていた．痛みなどの苦痛症状はなく，自宅での療養を続けるのに何の問題もなかった．Aさんは，病状を受け入れて自宅で淡々と落ち着いた時間を過ごしていたものの，家族の介護を受けるよりはホスピスで穏やかな時間を過ごしたいと希望された．その意志が固かったので，当時緩和ケアを先駆的に行っていた病院に入院をお願いすることにした．

入院の前日に自宅を訪問した際には『お陰様で，夕べはよく眠れました』と笑顔で話されていた．ところが入院をして1週間が経った頃に病室を訪問すると，『歩けなくなってしまいました．車椅子でもいいから外を散歩したい』と話された．病室を出ると家族はこう言った．『入院すれば元気になれると思っていました．それが……食べられないと言うと点滴がはじまり，トイレが大変と言うと管が入ってしまい，家では何とか歩けていたのに……』．期待していたことと実際に起こっていることの違いに戸惑い，後悔し，家にいた頃の状態に戻れない事態に困惑しているということだった．私どものスタッフは，「入院は御本人の希望でしたね．御家族が心配されているのはよくわかりますが，御本人は状況を理解し，落ち着いているのではないですか」と話をする他はなかった．その2日後に長女から共著者である鈴木に電話があり，『昨日から眠っていて目を覚ましません，「楽になる薬を注射しますか？」と聞かれて，母がお願いしたのだそうです．その時に兄（長男）も一緒に先生の話を聞いていたのですが，このまま目を覚まさないのでしょうか？』と聞いてきた．この時は『先日お会いした時には辛い症状で困っている様子ではありませんでしたが，その後に何か症状があって薬の調整をしているのではないでしょうか？』と答えた．しかし，翌日，『3日間，昏睡状態が続き亡くなりました』と電話があり，「楽になる薬」とは，いわゆる鎮静だったと気づくことになった．

長女はこう語った．『私たちに迷惑をかけたくないと言って，母が希望した入院でした．でも，自宅にいた時には昼間に様子をみに行くくらいだったのに，入院してからは家族も一緒に病室で過ごすことが良いと言われて，2人ずつ，昼と夜で交代して24時間の付き添いでした．母は亡くなることを覚悟していたのでしょうか？　私たちは，昏睡状態で目を覚まさないまま亡くなるとは思っていませんでした．母も楽になりたいとは言ったのですが死んでしまうとは思っていなかったはずです．何も話をしないで……．亡くなってしまった……』．私たちはただただ話をきいているだけで，言葉がみつからなかった．長

女の話がそのとおりだったかどうか本人に確認はできないが,「外を散歩したい,車椅子でもいいから……」と話されていたその日の午後に鎮静が行われ,Aさんは二度と目を覚ますことはなかった.12年経った今でも,このことが筆者の頭の中で鮮明に残っている.

　Aさんの凛とした姿を思い起こし,その無念さに思いをはせるたびに,医療の名の下であれば何をしても良いのかという怒りをおさえることができない.そう,この時初めて筆者は,鎮静という言葉を意識した.筆者はそれ以後このような経験を二度とすることはなかったが,今なお本人の意思の確認もされず,鎮静の意味を十分にわからないまま人生の最後を迎えていく"がん患者"の話を耳にするたびに,忸怩たる思いを禁じ得ない.

　前述したように,本書はがん終末期における鎮静が主要なテーマである.しかし,筆者の本意は,鎮静という一つの医療行為を通して緩和ケアを基本的なところから見直し,緩和ケアの概念の再構築を試みるということにある.そして,緩和ケアの医療的な基盤を明確にし,医療としての視点を確立することを目指していきたいと考えている.

　鎮静の是非については,主に医療倫理学者の間で議論をされているが,緩和ケアの領域ではあまり話題になることはなく,緩和ケアの手法の一つとして定着している.鎮静のなかでも特に問題となる"持続的な深い鎮静"においては,Aさんのように意図的に意識を落されて反応がなくなり,原状復帰することなく死亡するという経過をたどる.このような経過をとる鎮静という方法に関してガイドラインが策定されていることの重大さを,今一度考える必要を強く感じている.

　鎮静の実態は安楽死と異なり,ほとんど国民に知られていない.ほとんどの患者・家族が鎮静という言葉に接するのは,がんの終末期,しかも余命が日にち単位,週単位という切羽詰まった状態になってからである.患者本人も家族も,尋常ならざる心理状態にある中で医療側から鎮静の必要性を提案されることになる.しかし,このような状況下で患者・家族が正確な判断を下すのはきわめて難しい.

　意図的に意識をなくし,意識が戻らないまま死に至る鎮静という方法が学会の中でだけ論議され,決定・実施されている.鎮静を痛み止めの薬を処方するのと同じように,通常の医療技術の一つとして位置づけているからであろうか.

はじめに

しかも鎮静という柔らかな語感から，鎮静の持つ良い意味でも悪い意味でも，その重大さに対する意識が薄れている．少なくとも，安楽死，尊厳死あるいはリビングウィルなどと同じように国民一般の議論のテーマになる必要があると考えている．

安楽死についての議論は，今までもある程度はされている．安楽死は，「死期が切迫した病者の激しい肉体的苦痛を病者の要求に基づいて緩和・除去し，病者に安らかな死を迎えさせる行為である」(文献1) などと定義される．安楽死の対象となる疾患，状況は多岐にわたるが，がん終末期の苦痛を取り除くことを中心に論議されてきたことは間違いがない．しかし，最近の安楽死事件は，耐え難い苦痛に対する対策というよりは，終末期と思われる状態あるいは回復する見込みのない無意識状態の患者に対して死期を早めることを意図しての人工呼吸器・栄養補給などの治療の中止に関わるものである．一方では，高齢化あるいは医療の高度化などの社会情勢の変化に伴い，リビングウィルに代表されるように，いわゆる"いたずらな延命処置"をしないでほしいという「患者の自己決定」をどのようにして支え，患者の意思を確認し，そして尊重するのかという問題が大きくなってきている．

本書は，安楽死あるいは尊厳死などについて議論を掘り下げることを目的としてはいない．安楽死についても言及しているが，それは，あくまでも本書の目的であるがん終末期における鎮静の問題を議論するために避けて通れない課題だからである．

緩和ケアは多くの関係者の努力によって一定の進歩が見られるが，医療提供の結果の評価に関しては他の医療よりも困難な面が多く，評価基準の共有が十分にされていないことが緩和ケアの最大の問題である．

しかし，がん終末期緩和ケアを全人的であると捉えるならば，また，疾患の改善状況が評価の対象にできないのであれば，必然的に患者本人の満足度，精神のありようが最大の評価の要因になる．死が直近の現実である患者に提供されたケアの評価は，死のその時に集約される．死までの時間がまだそれほど切羽詰まっていない時期の患者に提供されたケアに対する評価の意義は限定的であるし，きわめて弱い立場の人が医療チームに対して評価を率直かつ積極的にくだすことは難しい．このような状況を考えた時に，患者本人から満足度を直接聞き取る作業はほとんどの場合できない．

ケアの質の評価が困難であるというこの難題にどこまで踏み込めるか，読者の理解が得られるかという点について，自信はないが，ゴールを目指して船出をすることにした．

　最後に，用いる用語について一言加えておきたい．緩和ケアは，ホスピスケア，ホスピス・緩和ケア，緩和医療など様々な表現がある．本書では，ケアという言葉は医療を包含していると位置づけ，緩和ケアに統一をした．

　なお本書の全般にわたっての記述は大岩が担当したが，症例の選択およびコミュニケーションに関しては鈴木が中心になって記述した．

第1章　がん終末期患者の諸相

【耐え難い苦痛といわれている構図を症例から学ぶ】

　鎮静に限らず緩和ケアについて考えるときに，耐え難い苦痛の問題を避けることはできない．耐え難い苦痛とは何か，耐え難い苦痛の何が問題なのか，耐え難い苦痛を防ぐことはできるのか，耐え難い苦痛を緩和する方法はあるのか，などの問題について検証し，検討することが必要である．しかし，いきなり概念的な検討を行っていろいろと書き連ねるよりも，耐え難い苦痛について，具体的症例を呈示して筆者がどう考え，どう解決したかを見て貰うことが，この問題の理解を深める近道であると考える．

症例1：苦しいよ

　Bさん，48歳，女性，直腸癌・多発肺転移

　訪問開始時，呼吸困難と，右腸腰筋転移のため腰痛を訴えていた．疼痛に対してはモルヒネの経口投与 1000 mg で，呼吸困難に対しては在宅酸素療法（HOT：Home Oxygen Therapy）を行っていた．多発肺転移の進展により呼吸困難が強くなったために診療を依頼された．訪問診療開始時に酸素吸入 3 L/分の状態で酸素飽和度（SpO_2）が94%であったが，数日後には74%と低下し，チアノーゼも出現した．このような経過の中で，モルヒネ投与の主な目的が疼痛緩和から呼吸困難緩和にシフトした．服薬が困難になったためモルヒネの投与経路の変更が必要となった．内服から持続皮下注射に切り替えたところ呼吸困難は緩和され，患者のコミュニケーション力は保たれ小康状態が続いていた．そのような状況の中，家族から「苦しんでいるので眠れるようにして欲しい」と電話があり，看護師が訪問した．患者は身体を左右に揺り動かして「苦しい」と訴えた．いわゆる七転八倒の苦しみともいうべき光景であり，それまでにない事態であった．しかし看護師は，Bさんが苦しいと訴えながらも，必死に上体を起こそうとしていることに気づいた．以下はカルテの記載をそのまま引用する．

Bさん：あー，あー，背中離して．あー．起こして．苦しい．
看護師：何かお手伝いできることはありますか？
Bさん：背中を押して．あー苦しい，苦しい．
　　　（大きな声を出している．体を左右に揺らしている．）
看護師：起こすのを手伝いましょうか？
Bさん：苦しい，起こして
　　　（ベッド上に長女がおり，手を握っている．ベッドサイドに夫，母親，弟，叔
　　　母，友人が居る．）
看護師：Bさん，頑張りましたね．皆さんそばに居ますよ．
Bさん：ありがとう．（はっきりとした声で，呼吸が穏やかになっていた．）
　　　（まもなく呼吸は少し穏やかになり，次のような会話になった．）
Bさん：じゃーね．はやく，はやく．
看護師：何をはやく？
Bさん：カレン（次女）．カレン．カレン起こして．カレン起こして．
　　　（寝ていた次女が起きてくる．）
Bさん：カレン．眠るんじゃないよ，天国に行くんだよ．天国で待っているか
　　　らね．じゃーね．バイバーイ．
　　　（話を終えると，呼吸がゆっくりになる．）
Bさん：まみさん（友人），まみさん，早く来て，早く来て．
　　　（夫が友人に電話をかけ，電話を本人の耳にあて，友人の声を聞かせる．）
Bさん：ありがとう．

患者の言動には意味がある

　Bさんはその後，就眠した．看護師は退出し，その1時間30分後にBさんは家族全員に見守られる中，静かに息を引き取った．
　七転八倒の苦しみにみえたBさんは，最後のお別れを言いたくて起きあがろうとしていた．「苦しい」という言葉には，確かに息苦しいこともあるが，自身の力で起き上がることができず，その状況は家族にも伝わらない苦しさが込められていたと筆者は考えている．しかし家族には，必死の表情が苦悶様に見えた．"苦しいのだろう"と思っているので，「苦しい」という言葉しか聞き取れなかった．ゆっくり眠れた方が楽だろうと思っている家族には，"起こして"と

いう言葉が聞き取れず，Bさんが起きようとしていることに気づけず，耐え難い苦痛のためにもがいているように見えたのである．訪問看護師は，「あー苦しい」というBさんに何が起きているのか，手伝えることはないかと考えた．そして起き上がろうとしているが起き上がれないBさんに気づき，その動作に手を貸した．そして看護師の，「Bさん，頑張りましたね．皆さんそばにいますよ」という言葉によって，Bさんは家族と別れの言葉を交わすことができたのである．耐え難い苦痛にもがいているように見えたBさんが「ありがとう」と言った時に，夫は看護師に「何か薬を使ったんですか？」と聞いた．薬は使っていない．看護師は，「頑張りましたね」とそれまでのBさんの頑張ってこられた事実を肯定し，「皆さん傍に居ますよ」と，その時の事実を伝えただけである．

　Bさんは，子供が成人するのを見届けるために，化学療法，放射線療法，免疫療法などをインターネットなどで検索し，治療の可能性を追求し続けていた．そのBさんが，在宅緩和ケアを受けることを決めた時，避けることのできない"死"を受け入れるようになった．しかし，それまでBさんと共に"生"を目指していた家族の認識は変わらず，"死"を受け入れることが間に合わないままにBさんの呼吸困難症状が進行してきた背景があった．そのため，家族はBさんとの率直なコミュニケーションがとれず，別れの言葉を交わしたいBさんに気づくことができなかった．いや，Bさんとの別れを避けたい気持ちから，気づきたくないという心理が「眠れるようにして欲しい」という電話になったと考えられる．もし，静かに眠らせてあげたいという家族の気持ちを筆者が受け入れ，Bさんの状況を耐え難い苦痛と判断し，家族の希望通りに薬の増量などによって眠らせていたら……．Bさんは家族に感謝の言葉を告げることもできず，家族はBさんと別れの言葉を交わすことなく，永遠の別れをすることになったであろう．耐え難い苦痛の末の死という思いを家族に残して．

病気の重症度と患者の辛さは比例しない

　Bさんの呼吸困難は，両側多発肺転移巣の進展により，呼吸面積が減少していたこと，下大静脈血栓が原因となって肺血栓塞栓を起こしていたこと，両側胸水の貯留があったことなど，これ以上は起こらないくらい究極的な器質的変化が複合的に起こっていた結果であった．器質的変化がBさんほど高度であっても，呼吸困難症状を引き起こす病態を患者が理解し，患者自身が対処法をわ

かっていれば，辛いけれどもパニックになることなく，適切な薬剤投与で症状の緩和ができ，その人自身を保つことが可能なのである．この症例は耐え難き苦痛の発現において，苦痛をさらに増悪する要因，例えば心理的な因子，患者の周囲の人（家族，医療スタッフ）の関わりなどが如何に大きく影響するかを物語っている．現実に，訪問看護師はBさんが苦痛を堪え忍んでいるとは受け取らず，Bさんに何が起こっているのか，何をしようとしているのか，何を伝えようとしているのかを考え，何か手伝えることはないかとBさんに関わった．実際に，訪問看護師は患者に起こっている事実を具体的に受け止め，それを解決する方向でのケアを提供している．薬物を新たに使用することがなかっただけでなく，その後の呼吸はゆったりと落ち着いた．そして，意識を保った状態で呼吸困難を訴えることなく，眠るように最期を迎えたのである．

　Bさんが示したような耐え難い苦痛と思われる状況およびその緩和過程は，決して特殊ではなく，ごく普通に見られるものだということを是非認識して欲しい．

症例2　痛くて動けない

　Cさん，50歳代，女性　直腸癌

　3年前に血便があり直腸癌の診断を受けたが，人工肛門の造設を拒否して手術をしないで化学放射線治療を行った．腫瘍は消失したと聞かされ，治癒したと思っていた．しかし1年半後に骨盤腔内の再発と診断され，紹介され転院をした．定期的に受けていたCTの画像を見た転院先の医師から，「見落とされています」といわれた．さらに「もう少し早ければ良かったが，今の状態では追加治療ができません」とも言われたということであった．納得できず，なんとか追加の抗がん剤治療を受けていたが，通院できなくなり，当院を紹介された．

　主な症状は，左足の全体的な痛みと力が入らないことであった．痛みはびりびりした感じを伴っていて，病院の主治医からは神経障害性疼痛であること，痛みを完全に取るのは難しいことを言われていた．Cさんはそのことを十分に理解していたが，左足を不用意に動かすと，電気が走るような強い痛みが起こるので，膝を曲げてじっとしているほかはなかった．さらに，筆者が診察しようとして左足のどこかの部分に少しでも触ると，『イタイ』と大きな声を出し，

身体をのけぞらせて痛がった．いわゆるアロデニアという状態である．このような強い痛みの緩和に難渋していた状況での会話である．

Ｃさん：リリカは神経の障害がある時に使うと聞いていますが，私は足の感覚がわからないんですけど，飲んでいても良いんでしょうか？
私　　：リリカを飲んで困る症状がなければ，即効的に効果が出る薬ではないので，もう少し様子を見ていきましょう．
Ｃさん：トラマールを飲むと眠くなるんです．オキノーム散は効くんですけど，2 時間くらいしかもたないし．
私　　：オキノーム散は，飲んだ後に痛みは取れるけれど，2 時間しか効かないというのは，1 回の服用量が少ないのかも知れません．
Ｃさん：一度だけオキノーム散を，いつもの倍の 2 包飲んだことがあります．その時は痛みがとれました．今までの先生には言っていなかったけど．
私　　：薬を増やすことで心配なことはありますか？
Ｃさん：薬が増えると，寝たきりになって，最後は注射でしょ？　わからなくなってから何をされても良いけど，それまでは起きていたいでしょ．
私　　：薬が増えて寝たきりになるわけではないです．きちんと相談しながら使えば，かなり増やしても大丈夫です．
Ｃさん：今，薬の種類を増やすつもりはないけど，オキノーム散だけを増やせないかと思っていたから，良かったです．痛みがとれない時はオキノーム散を 2 包にしてみます．

　訪問診療・看護のたびにこのようなやりとりを繰り返していたが，Ｃさんの鎮痛剤および鎮痛補助剤の内服方法は非定型的で，自己流を貫いていた．筆者はＣさん流の鎮痛剤服用方法を認めながら WHO 方式の原則（第 2 章を参照）を伝えていくと，徐々にではあるが，自己流の服用方法に変化が見られるようになってきた．しかし，レスキューを頻回（1 日 8〜10 回くらい）に内服することに変わりはなく，時に激痛を訴えていた．筆者も妙案がなく，他の方法を模索するのであればブロックなどの方法も考えられる，などと伝えたりしていた．ある時「Ｃさんの薬の使い方はかなり合理的になってきているし，とても良いと思う」と話すと，「先生に褒められた」と言って，今までに見せたこともない

素敵な笑顔で応えてくれた.

　自己流を貫きながらであれ，医師の指示どおりであれ，疼痛緩和が不十分な患者の多くは，病状あるいは周りの人との関わりに，何らかの不足感をもっていることが多い．Cさんの不足感を探りながら経過を見ていったところ，今までの治療医に対する不信感が渦巻いていたことがわかった．それは私の診療に対する不満を聞くことから始まった．

Cさん：私は今の腫瘍のこと（進展状況）が何もわからない．腫瘍が神経に，そして膀胱の所にどう関わっているかわからない．検査をしてみて薬が変わることもありますよね．そうでないと親戚のものなどに，今の状態を説明できない．

私　　：検査を希望されるのであれば，します．Cさんの話を聞いていると，私の診療に不足感があるようですね．

Cさん：あります．在宅と言うけど，治療も検査も何もしてくれない．ここ（在宅緩和ケア）に入っちゃって，このまま，ここでどうやって息を引き取るまでいるのか，酸素吸入も何もしないで死ぬのかって考えちゃう．

私　　：今までCさんには私の診療の仕方について何回も話をしていますが，それでも納得できないのであれば，いつでも入院する病院を紹介しますよ．

Cさん：これからどうなって，何をしてくれるのかを知りたい．

私　　：人によって違います．確実に起こることは，食欲が今よりなくなったり，全身の筋肉の力が落ちて動くのが大変になってくるということです．

Cさん：（直腸癌があるから腸が閉塞して）便が出なくなることもあるんですか？

私　　：あるかも知れません．もし便が出ない状況になった場合には，その時の身体の状態によっては，人工肛門を造る相談ができるかも知れません．以前，勧められた経緯がありましたね．

Cさん：人工肛門は，何が何でも嫌だったわけじゃなくて，抗がん剤治療という方法があるといわれたから選んだだけ．今は，人工肛門にしなくて良かったなと思っています．3年前に診断されて放射線と抗がん剤の

治療をして，3カ月おきに生検して5回目に再発がわかったんですけど，その前から再発していたんですよ．見落としでしょ．見落とされていたんですよ．

　Cさんは治療を受ければ治癒すると思っていた．治療をする側は，治癒を望めないことを前提に患者さんや家族に説明をするが，聞いている側は，そうではないことがよくあり，そのための行き違いが生ずるのである．このような話を繰り返しながら，間違った認識についてはきちんと伝え，厳しい病状の話も事実に基づいたコミュニケーションを心がけた．そんな中で筆者がCさんの鎮痛剤の内服方法を肯定し，褒めたことで，Cさんは自分のメッセージが医療側に伝わったと感じ，それまでの治療経過の中での疑問や不信，悔しい思いを話してくれたのではないか．

　また，夫との関わりに大きな問題を抱えていたことも次第に明らかになってきた．

　その時の会話である．

Cさん：昨日の朝，夫に痛みが落ち着くまで居てほしいと言ったけど「仕事のスケジュールを変えないといけないので無理」と言われた．こういうことは予測していたのよ．だから，私は普段から薬を飲ませてくれと言っていないでしょ．自分のことは自分でしている．

夫　　：痛みが取れれば眠ってしまうから話はできないし，目が覚めれば痛いと言っている．

Cさん：痛いから何かしてほしいと言っているわけではなくて，話をするより，居てほしい時に30分，傍に居るだけでよいと言っているだけ．

夫　　：30分では済まない．

Cさん：ただ居てほしいだけと言っているのに，それも無理なら無理とはっきり言ってくれれば私は受け入れる．

夫　　：誰か傍に居てほしいなら，家政婦さんを頼んだ方がいいでしょう．今日私が連絡をしてみます．

Cさん：そうして頂戴．

夫　　：昨日の夜も痛くて何回も薬を飲んでいる．夜に眠れないのは（私が）

　　　　もたない．だから今後の事を考えると入院して貰った方がいいということですよ．
Ｃさん：（小声で看護師に）邪魔な者を消そうとしているとしか受けとれない．
　　　　（夫が仕事に行く．）
Ｃさん：本当に私の気持ちがわからない人だよね．入院はしたくないし，家に居ても家政婦さんより夫なのよね．30 分いてくれるだけで安心なのよ．安心感が私にとってどれだけ大事かわからないのね．しょうがない．

自身のおかれている状況をわかることが大事

　筆者の目の前で繰り広げられた夫婦のやりとりは，Ｃさんにとっては辛く厳しい内容だった．しかし，たとえ辛く厳しい内容であるにせよ，一人で考え思い悩んでいるよりは良いといえる．話をすることで，互いに考えていることがはっきりするので，今後確実に起こるより辛い状況に対して，仕方のないという選択も含めて，夫婦での現実的な相談が可能になる．
　このようにして繰り返し話を聞き，可能な範囲でＣさんの求めに応じることを徹底する中で，Ｃさんは，自身で問題を整理し，対策を考えるようになった．Ｃさんは抱えている問題を言葉で表出できるようになり，表情も和やかになってきた．ときには笑顔が浮かぶようにさえなった．
　表情の変化がはっきりしてくるようになるに従い，筆者にとっても予想以上の変化が起こった．鎮痛補助剤のリリカは服用をしなくなり，8 錠/日服用していたトラマドールは半分の 4 錠となった．レスキューのオキノーム散も 10 mg を 8〜10 回/日内服していたのが，4 回と半減し，昼間のレスキュー内服はゼロの日もでてきた．さらに，ちょっとでも触ると痛がっていた足に触れても，何も表情を変えることもなく，こだわっていた膝の角度も気にしなくなっていた．神経障害性疼痛，アロデニアが，さらなる薬物を使うことなく，それどころか減量しているのに，辛い症状が緩和されたのである．まさに耐え難い苦痛・疼痛状況にあったＣさんの苦悩は，疼痛緩和における自律支援（後述）などトータルペインの視点に基づいた全人的ケアの提供で緩和された．

症例3　痛みがとれないよ

　Dさん，80歳，女性，肺癌

　Dさんは主治医から提案された化学療法を断り，知り合いの薬剤師に「治してあげる」と言われ，漢方薬を服用していた．しかし腰の痛みが強くなり，在宅緩和ケアを希望され訪問を依頼された．腰痛の原因としては，①腰椎症（Dさんは腰椎の変形が目で見てわかるほど強い），②腰椎転移（可能性は低いと考えていた）のどちらかが考えられた．非麻薬系の鎮痛剤（非ステロイド系消炎鎮痛剤）では緩和できなかったので，モルヒネ錠も処方したが痛みが取れずにいた．Dさんが「どうして痛みがとれないのか，痛みの原因をはっきりさせたい」と検査を希望されたので，CT検査を行うことにした．その結果，第1腰椎に椎体の1/2ほどを占める腫瘍性病変が認められ，肺癌の腰椎転移が確認された．

"悪い知らせ"で痛みが緩和

　DさんとCT画像を一緒に見ながら，腰椎への転移があり，その痛みであることを伝えた．その時のDさんは淡々として，寧ろ安堵された表情にさえみえた．一般的にはこのように痛みの原因が転移だとわかると，痛みが増強することが多い．ところがDさんは反対で，痛みが取れたのである！

　その後のDさんと家族の話から，80歳ではあったが常に周囲から歳よりも若いといわれていたDさんにとって，抗がん剤治療で髪の毛が抜けたり，吐き気などの副作用で体力が落ちたりすることは，何よりも避けたかったことだとわかった．漢方で治ると信じたい気持ちと，副作用がないことから，漢方薬の服用を続けていた．腰の痛みが出現した際に転移を心配したDさんは，「漢方で治るはずなのに何故？」という思いが強くなった．Dさんにとって，転移による痛みなのか，がんとは別の痛みなのかは，重大なことであった．腰痛が転移によるものとわかるまでは，心の揺れが大きく，気持ちが不安定の極みの状況にあった．腰痛の原因ががんの転移によるものであることが明らかになったことで，覚悟が決まったのである．漢方治療に見切りをつけ，治らないことを受け止めた途端に，今まで飲んでいた薬を増量したり，変更したりすることなく，腰痛が消失した．気がつくと，飲んでいた麻薬系および非麻薬系鎮痛剤の服用もしなくなっていた．転移があるにも関わらず，である．事実に基づいた

"悪い知らせ"（バッドニュース）が，頑固な痛みを緩和させたのである．もしかすると，がんの転移のせいよりも"歳のせい"と思いたくなかったのかも知れないが……．

この症例のように気がつくと頑固な痛みが緩和されていることは，自験の診療においてはしばしばみられることである．がん患者は自分自身に起こっていることがわからない精神的なストレスによって，不安が増幅され，痛みを受け止める力が落ちるのである．

例え"悪い知らせ"であっても，事態が確定すればその事実を基に覚悟を決め対策を考えることができるので，ストレスあるいは不安が和らぎ，痛みを冷静に受け止めることができるようになる．このような緩和ケアの経過をたどれば，適切な鎮痛剤の投与で痛みは緩和され，時にはDさんのように痛みそのものが消失する．

人間ははっきりした事実に対しては向きあえる強さを発揮できるが，状況がわからないために起こる不安にはとても弱い生きものである．

症例4　咳が止まらなくて横になれない

Eさん，63歳，男性，肺癌

入院中は呼吸困難のため臥床することができず，24時間ベッドに座っていた．咳をしても痰がでないと，ナースコールで看護師を呼び吸引をして貰い，酸素カニューレが外れないように手で持っていたという．一人になることの不安が強く，妻はずっと傍に付き添っていた．そんな状況ではあったが，"今退院しなければ家に帰るチャンスはない"と言われての退院であった．自宅に訪問すると，Eさんは病院から帰ってきたままの車椅子で，酸素吸入をし，一生懸命に咳をして痰を出そうと頑張っていた．鬼のような形相で不安に満ちた目つきをして，まさに耐え難い苦痛そのものにみえた．このままの状態が続けば，患者・家族が疲弊するか，耐え難い苦痛がさらに増悪しパニックになって大混乱をきたすのは時間の問題という状況であった．

初回の訪問診療の時の会話をカルテから引用する．患者は咳き込みながら，途切れ途切れに話した．

Eさん：とにかく咳が出て苦しい．どうしても痰が切れないので，最後には自

　　　　　　分で"えいっ"とやって，口の中に出てきたのを吸引器で吸ってもらっ
　　　　　　ていた．
私　　　：口の中に出てきた物をどうして，吸引器で吸って貰うのですか？
Eさん：「痰は出さなければ駄目ですよ，出せないと吸引します」と言われて
　　　　　　吸って貰っていたから．
私　　　：もしかして，そのために咳をして口の外に出そうとしていましたか？
Eさん：そうです．そうしないと痰で窒息すると言われていましたから．
　　（入院中に，主治医および病棟スタッフから，痰を出さないと窒息する可能性
　　があるといわれ，必死になって痰を出し続けていた．）
私　　　：今出しているのは痰ではなくて唾液のようです．痰や唾液が詰まって
　　　　　　窒息はしないので大丈夫ですよ．無理に出さないで飲み込んでいいで
　　　　　　す．ただ誤嚥しやすくなっているので顎をひいて飲み込んで下さい．
　　　　　　咳をすることで肺胞や気管支に溜っている痰が出てくれば良いので，
　　　　　　口から外に出せなくても問題ありません．吸引も考えなくていいです
　　　　　　よ．
Eさん：え！　そうなの？　飲んじゃっていいなら楽だ．
　　　　　　（痰，実際には唾液を飲み込んで）あー楽になった．
　　　　　　酸素は少しの間なら外して良いって言われました．
私　　　：苦しくなければ，ずっと外して良いです．
妻　　　：酸素は朝起きると外れているのですよ．だからいつも手で押さえて，
　　　　　　外れないようにしていました．
私　　　：動いた後には，酸素の供給が間に合わなくなるので息苦しくなります
　　　　　　が，呼吸を整えることで息苦しさが楽になるのであれば，酸素吸入は
　　　　　　していなくて良いです．
Eさん：そうか，俺は何でもかんでもやらなきゃいけないと思っていた．

翌日の訪問看護
Eさん：大丈夫です．楽です．昨日，先生に教えてもらって．痰も飲んで良いっ
　　　　　　て．病院では，"出せ""出せ"言われていたから大変だった．よく眠
　　　　　　れました．ベッドで．ベッドの頭の方を少し高くしている．平らに仰
　　　　　　向けになるのと，右向きが駄目，苦しくなる．そういう時は，オプソ

（モルヒネシロップ）は飲むと良く効く．苦しいのと咳が，すーっと良くなる．

Eさんは初めて訪問した時の1回の診察で，薬を使うことなく，頑固な咳と痰の処理に難渋して横になって眠ることのできなかった苦しみが，解決したのである．退院直後のEさんの症状は，緩和医療学会の鎮静ガイドラインに鎮静の対象となりうる症状として記載されている"過剰な気道分泌"に相当する．実際に前医においては，気道分泌物への対応が困難な状態で臥床ができない日々が続き，必然的に十分な睡眠も取れずに，まさに耐え難い苦痛状態にあった．このような状況は緩和ケアの診療ではしばしば見られる．Eさんの最大の問題は，呼吸器の専門医が関わり治療を受けてきた結果だ，ということである．

正しい言葉による説明；患者の誤った理解と医療者の誤った言葉の使い方

この症例の問題は二つある．第一は言葉の使い方である．痰というのは気道に炎症などの病変があって，その反応として増えた気道分泌物のことである．Eさんの場合は本当に痰といって良いのだろうか．「声も変わった．声帯の神経にさわっているから，と説明を受けた」と言うように，反回神経麻痺である．反回神経麻痺は嗄声（声が変わった）になると同時に，嚥下機能の障害を伴うことが多い．つまり唾液がスムースに飲み込めず，気管に唾液を誤嚥してむせたり，唾液が喉頭に貯留するために喘鳴が起こったりする．このような状況での喘鳴は，原因のほとんどが痰というよりも唾液である．患者は医師から説明された時に，医師が使った言葉によって説明の内容を自分なりにイメージし理解するので，患者が正しく認識できるように言葉を適切に使うことが必要である．"唾液"と"痰"では，そのイメージがかなり異なり，"唾液"であれば飲み込んで良いと理解し，"痰"は詰まれば窒息するというイメージを持ちやすい．これは，患者だけでなく医療スタッフも同じで，医師・看護師が具体的な対策を立てる時に大きく影響する．

病態の正しい理解と対策

第二は，第一の言葉の使い方に関わるが，病態の認識の問題である．Eさん

は病院スタッフから"痰"の処理対策として,「チューブで吸引する」とか「頑張って口から出すように」と言われていた.そして実際に"痰"が出せないときには,看護師が吸引をしていたのである.吸引をするときに用いるチューブは,決して気管支まで届くことはなく,咽頭から喉頭の貯留液に対応するだけである.しかも,吸引操作は患者に咽喉頭の不快感をもたらすので,嚥下力を妨げ,さらに誤嚥,喘鳴を誘発する結果になる.つまり,吸引操作の対象となる分泌液が痰の時には,気管支内までチューブを挿入して吸引することはできない相談である.咽頭・喉頭に喀出された痰であっても,喉頭まで挿入されるチューブによる苦痛はかなり辛い.咽頭・喉頭の"痰"を喀出することに比べれば,飲み込むエネルギーの方がはるかに少ない.重要なのは肺胞レベルの分泌物貯留である.通常の咳嗽によって肺胞にある分泌物が気管支に排出され,しかも口腔内吸引できるところまで喀出されれば病態生理学的にみても問題は解決されたといえる.よほど特殊な状況でない限り,それを飲み込むことのマイナスはない.しかもEさんのような症状で苦しむ原因のほとんどは,痰ではなく唾液である.咳は,①こうした唾液の貯留液が喉頭を刺激したり,気管に流れ込んで(誤嚥して)気道を刺激したりして起こる場合と,②唾液貯留による咽喉頭の不快感を解消しようと口腔外にはき出すために意図的にする場合がある.対策は,患者自身が病態を正しく認識することと,誤嚥しない嚥下方法の指導である.反回神経麻痺は片側の声帯(ほとんどの場合は片側)が動かなくなるので,声帯が完全に閉じないため咳をしたときに空気が漏れ,気道内圧が上がらなくなる.咳は気道内圧を上げるための努力であるため,反回神経麻痺の状態で咳をして分泌物を喀出しようとするのは,がん終末期で全身状態の低下した患者にとっては想像を超える負担である.

　緩和ケアでは,まず医療スタッフが病態を正確に理解して,言葉を正確に使うことが,重要である.そして,患者が納得することで安心感が得られるように,医療チームは患者・家族と正しい病態についての理解を共有し,患者の状態に見合った具体的な対策を立てるべきである.Eさんの行動は,"痰"を出さないと呼吸が止まってしまうという,ある種の強迫観念がもたらしたものである.死が迫っていることを実感している患者の心理として理解できるが,質の高い緩和ケアの提供なくしてこの強迫観念と決別することは難しく,身も心も疲れ果てて,耐え難き苦痛の道をひた走ることになる.

このように患者の苦痛症状のある部分は医療によって創出され，増悪している場合が少なくないのである．

症例5　吐いちゃうよ
　Fさん，60歳代，女性，大腸癌，腸閉塞
　診療開始時(初回訪問時)，Fさんは呼吸困難があり，促拍した浅い呼吸であった．そのうえ腸閉塞のために嘔気・嘔吐・腹痛があり，腸液の分泌を抑える薬剤(オクレオチド酢酸塩：サンドスタチン)を使っていたが，症状の緩和は十分とはいえず，辛そうな表情であった．
　以下は，カルテの記録から引用する．

Fさん：差し込むように痛くなる．
私　　：痛みの原因をどのように聞いていますか？
Fさん：食べたり飲んだりするとね．
私　　：食べたり飲んだりすると痛みが出たり気持ちが悪くなって吐くのは，(Fさんの)病気の症状です．気持ちが悪いのは軽くできるかも知れないけれど，吐くことは仕方がないかもしれない．
Fさん：しゃっくりが出たり，息苦しくなったり，気持ち悪くなったり忙しい．
私　　：お腹が差し込むように痛い時はどうしていますか？
Fさん：温かい湿布で．
私　　：温めると良いですか？
Fさん：楽，腸が膨らんじゃうんですよ．吐いちゃうと楽になる．少し前に吐いた．
私　　：吐いた後が楽になるのであれば，上手に吐けるようにしましょう．吐き気と痛みに対しては注射が良いと思うのですが，どうしますか？
Fさん：お願いします．
私　　：他に気になっていることはありますか？
Fさん：息苦しいこと．
私　　：息苦しいこと？
Fさん：このまま苦しいのが強くなって息が止まっちゃいませんか？
私　　：息苦しいのが強くなって息が止まることはありません．Fさんのよう

な状態で，息苦しいといって息が止まった患者を見たことは一度もないです．
Fさん：そうなんですか．ああ良かった．（笑顔）

　以上が初めて訪問してFさんを診察した時の記録である．このように事実をはっきり伝え，治療できることと，できないことを理解して貰い，できないことについてはやむを得ないことと思って，それに沿って考え方を再整理して貰うことが必要である．
　その結果，Fさんの呼吸困難は解消され，嘔気もほとんどなくなり，時に嘔吐をしていたが，「吐くと楽になるのよね」といって，吐くことを苦痛と感じる気持ちが和らぎ，穏やかな療養となった．（腸閉塞による嘔吐を防ぐ方法としては，胃管を入れて胃内容物を体外に排出する方法があるが，Fさんは管を入れるよりは吐いている方が楽と，自身で胃管は入れないという選択した．）
　翌々日の夕方，長男から吐いていて苦しそうと往診依頼の電話があった．以下はその時の記録のカルテからの抜粋である．
　Fさんは，穏やかな呼吸でベッドに仰臥位で寝ていた．

私　　：Fさん．
Fさん：（目を開ける）ああ先生，安心しました．
私　　：ご主人と息子さんが心配されていたので来ました．
　　　　良く眠っていましたね．
Fさん：うん，先生に診て貰うまで，何日も寝ていなかったから疲れていたのかな．
夫　　：明日，義兄が来るので，この状態で話ができるのかと思って．
私　　：Fさん，明日はお兄さんが来るんだって，お話できるかな？
Fさん：大丈夫．
私　　：お話できますね．お薬が良い感じで効いていますね．
Fさん：うん．ありがとう．兄に話をしておきたいことがあるから，頑張る．

　診察はこのような形で終了し，玄関で看護師をしている長男が話をしたいというので，以下の会話を交わした．

長男：モルヒネで痛みは取れているので良いのですが，セデーション（鎮静）で意識を落としてあげたい．
私　：どうしてですか？
長男：起きると，吐いている状況で，それを見るのが辛い．
　　　例え呼吸抑制が来たとしても，眠っていれば嘔吐しないと思う．
私　：溜まった胃液などを吐いているので，眠っていれば吐かないとは限らない．
長男：眠らして胃管を入れたら楽になるんじゃないかと思う．でも，イレウスで入院した時に胃管を入れたけど，違和感が強くて辛そうだった．……とにかく，みているのが辛いんです．
私　：辛いですね．
長男：何かできないものかと考えてしまう．
私　：そうですね，その気持ちはよくわかりますよ．でも，Fさんは嘔吐した後は楽になると言って落ち着いていますね．Fさんは吐くと楽になることがわかっているので，吐くこと事態は辛くないようですよ．
長男：痛みはないですしね．
私　：明日はFさんのお兄さんが来るんでしょう？　Fさんは，お兄さんに会うまでは（頑張る）と話されているので，薬は変更せずこのままでいきましょう．それでもまだ気になるようでしたら連絡してください．
長男：わかりました．

辛いのは誰か

　問題は二点ある．第一は，耐え難い苦痛の主体が患者本人ではなく，長男であるということ，第二は，その解決策として長男から，いとも簡単に鎮静という方法を提示されたということである．

　第一の点について述べると，患者の辛さは完全に解消されているわけではないが，吐いてしまう理由を理解し，対策がとれていたので，Fさん自身としては問題はほぼ解決されていた．しかし長男は，吐き続けている状況をそばで見ている辛さに耐えられなくなっていた．ここで大切なことは，カルテの記録を見てもらえばわかるように，心配している長男の気持ちを聞くことで，話をしているうちに長男が，Fさんが辛いのではなく，それを見ている自分自身が辛

いのだということに気がついたことである．実はがん終末期の臨死の場面では，よくある構図である．患者の辛さとは別に，患者が痛み苦しんでいると思って見ている家族の辛さがあり，それが患者の辛さに転化をして医療チームに伝えられる，ということが日常的に起こっている．家族から「痛がっています」「苦しがっています」と言われて薬の量を増やすことになるのである．

　第二の点について言うと，長男は看護師であるが，緩和ケアに直接関わっていた訳ではない．ことほど左様に，鎮静が苦痛症状の緩和の一つの手段として，普及浸透していることに驚愕をしたのである．このような形での普及浸透は，ガイドラインが作られたときから筆者が危惧していたことであるが，鎮静が緩和ケアの単なる一手法になっている，あるいはそうなる可能性を強く示唆するものであり，改めて危機感を募らせたことを思い出す．（この二点についてはいずれも後の章で，別々により詳しく触れることにする．）

【5人の患者の共通点】

　ここで紹介した5人の患者は，がん終末期に身体苦痛症状として頻度の多い，痛み，呼吸困難，嘔気・嘔吐などで苦悩していた．それまで前医で行われていた薬物療法だけでは症状緩和ができなかった患者である．筆者のチームが関わるまでの症状の厳しさは，自験1100余例の中でも上位にランクされる．結果としては5人全ての症状が緩和されたが，たまたま症状が緩和されたのではない．本来あるべき緩和ケアを実践した結果である．もちろん緩和されたことと，患者の苦痛がゼロになることは同じではないが，少なくとも，身体的な苦痛症状によって，生活に大きな支障をきたしたり，生きる意欲をなくしたりするような状況にはならなかった．死を迎えるその時まで自身の生を肯定していた．精神的な苦悩が患者自身のアイデンティティ喪失につながることもなかったのである．

　なぜ，このような成果が得られるのか，耐え難い苦痛に至ることがないようにするためには何が必要なのかを明らかにしていきたい．

　まず，これら5人について総括的に振り返ることから始める．

キーワードは"ズレ"

　共通点としては，浮き彫りになるキーワードがあり，しかもかなりはっきり

している．"ズレ"である．以下，簡単に各症例の"ズレ"の問題を整理してみる．

1例目のBさんに見られる"ズレ"は，患者の意図を家族が理解できないことによって起こった患者と家族の気持ちのギャップ，つまり起き上がりたいBさんと，眠っていて欲しい家族の認識の"ズレ"である．それが死を覚悟した患者を苦しめた．高度な身体的苦痛が厳然とあるなかで，その苦痛に耐えきれない状況をもたらした要因は，患者自身の肉体的な条件ではなく，家族など周囲との関係性の問題であった．

2例目のCさんは左下肢の痛みが強く，足を動かすことができないし，ちょっと触れただけでも異常に痛がるいわゆるアロデニアの状態にあった．「こういう状況なのだから，会社の仕事を調整して必要な時にいてくれると思った」という患者の期待と，それに対する夫の行動の"ズレ"，さらには，がん治療医の誤診に基づく医療不信に根ざした在宅緩和ケアに対する期待との"ズレ"に，Cさんは大きなストレスを抱えていた．この症例では，患者の考え方を聞きながら，医療的には正しい情報を伝え，かつ，患者の判断を尊重したり，夫との問題では具体的な対応を相談したりするなど不足感を和らげるとともに，病状進行に伴う将来の不安の解消に努め，家族との"ズレ"の実質的な解消を図ることで，予想外の成果を得たのである．CT画像上は明らかにがん腫の浸潤が骨盤内神経叢に及んでおり，症状的にはいわゆる坐骨神経痛，神経障害性疼痛で，筆者が経験したことのない高度のアロデニアを伴っていた．しかし，これらの症状を耐えがたいものにしていた増悪要因ともいうべきものは，患者を取り巻く種々の"ズレ"であったことが実証された．改めて難治性の疼痛には，患者の強いメッセージが込められていること，障害の強さと患者が感じる痛みの強さとの間には相関はない，ということを思い起こさせられたのであった．このようなCさんにとっての"ズレ"の問題にケアを提供する側が思いをはせなければ，痛みの問題はより増幅し，患者にとっても，家族にとっても耐えがたい痛みになった可能性が高いといえる．

3例目のDさんは，薬剤師に漢方で治ると言われたことを信じて，一生懸命薬を飲んでいた．腰痛が出現し，麻薬を含めた鎮痛剤の調整を行っても痛みが取れず，大変辛い思いをしていた．痛みが取れないことから，がんの転移ではないかと恐れ，漢方で治ると信じていた期待と現実の"ズレ"に，大きな不安

が芽生えてきた．たまたま腰椎へのがんの転移であることが明らかになって，現実に起こっている事実を受け入れたことで不安は消え，同時に麻薬使用を中止し非麻薬性の鎮痛剤だけを服用することで痛みは緩和され，さらには鎮痛剤そのものがいらなくなった．やはり"ズレ"が，痛みを必要以上に増強させている．漢方でがんが治るという過剰な期待，いわば非現実的な願望と現実の厳しさとの"ズレ"が，薬で緩和できない強い痛みを惹起した．現実と願望との関係性の問題である．この症例は薬剤師の対応に大きな問題があったが，緩和ケアに限らず，緩和ケア以外の他の医療（以下，一般医療）の過程でも，同じような関係性の"ズレ"は日常的に起こっており，それが患者を苦しめる結果をもたらしている．例えば，化学療法中に主治医が，「抗がん剤が効いていますね」と言うことが多い．主治医は治ることはないと十分に認識した上で，「効いている」と言っている．これを聞いた患者は，たとえ抗がん剤を始める際に主治医から「抗がん剤で治ることはありません」と説明を受けていたとしても，「効いている」＝「治る可能性がある」と理解し，期待に胸を膨らませる．辛い副作用に耐えながら抗がん剤を続けていたが，ある日突然「効く抗がん剤がなくなったので治療は終わりです」と言われる．患者の気持ちからすると，漢方の薬剤師とがん治療の主治医の対応は基本的には同じで，患者に幻想を抱かせることになる．その結果，患者は崖から突き落とされるように現実を突きつけられる．

　4例目のEさんにおいても，現象は異なるが，基本は同じである．耐え難い咳に悩まされ，横になることもできないでいた．「痰を出さないと窒息する」と主治医に言われ，強迫観念にかられて全てのエネルギーを痰を出すことに費やしていた．この"痰"は痰ではなく"唾液"である．飲み込めなくて喉にある"唾液"は，出したりする必要はなく，飲み込めば済む話である．このように，実際の病態と患者に伝えられている病態の"ズレ"が，このような苦しみを生んでいる．しかも専門医の関わりから生まれた苦痛である．

　5例目のFさんの場合は，患者の状況を見ている家族が，本人になり代わって苦しんでいる，いわばある種の"転移"が起こっているのである．この現象も，本人の実際の辛さと家族が思う辛さの"ズレ"が，結果として本人を苦しめることになる（家族の問題は，次の「ある裁判記録に見る耐え難い苦痛」でも検証する）．

このように5症例全てにおいて，病気の治療あるいは関わる人とのコミュニケーションの"ズレ"が，結果として身体苦痛症状の増悪に大きく影響していることが明らかになった．

　"ズレ"という言葉の意味を一言で言うならば，これらの症例の中に具体的に表現されているように，患者のこうありたいという思いと，現実に起こっていることとの違いである．村田は患者の客観的状況と主観的な思い・願い・価値観の"ズレ"が，全ての苦悩している患者に共通の構造であると喝破した（文献2）．したがって，"ズレ"を小さくすることを意図した支援が，がん終末期患者の苦痛・苦悩の緩和に大いに資することになる．"ズレ"を解消するために必要なのは，患者の話す言葉をそのまま患者の意図通りに受け止めることである．これは簡単なようで実は難しい．患者の意図通りに受け止められないと，一生懸命に対応しても患者の思い・願いとは"ズレ"が生じてしまうので，苦痛・苦悩の緩和につながらない可能性が大きくなる．この問題は後述するので，これ以上の深追いはしないが，"ズレ"の問題をこのようにとらえると，コミュニケーションスキルが緩和ケアの柱の一つにならなければいけない必然性が出てくる．

【患者の話を聞き，患者の判断を尊重】

　患者から「死ぬのがわかっていて，死ぬために生きているのが辛い」と言われることは，臨床の現場でしばしばある．対応することが，もっとも重要で難しい場面の一つでもある．様々な専門職から，こういう時にはどういう言葉を返せば良いのか，という質問を良く受けるが，がん終末期患者のおかれている状況や気がかりを理解しようとして患者の話を聞くことが大切である．話を聞き続けることで，患者は話し続けられる．話をしている患者は自身の考えを整理することができ，気持ちも落ち着いてくる．その人の"気持ちを受け止めたケア"が提供できれば，その患者は"耐え難い苦痛"にまで至らないし，補助的な位置づけで向精神薬を適切に使用できれば，耐え難い精神的な苦痛を緩和することに大きな力になる．

　具体的な状況をあげる．がん終末期で死が近づくと（死亡前1～2週間），歩けなくなり，排泄も自力で行うことがままならない事態になることがある．立

ち上がることが大変になると「寝たきりになってしまう．自分で自分のことができなくなってまで生きていたくはない」と苦悩を深める．まさにスピリチュアルペインとでもいうべき苦悩である．このような時に，排泄というその人の尊厳に関わる問題を，本人が納得しないまま家族，ケアチームの主導でおむつにしたりカテーテルを留置したりすると，患者は耐えきれずに目を閉じ，心を閉ざしてしまう．つまり，今を生きることができなくなってしまうのである．この問題を解決するためには，ケアチームは患者の苦悩をしっかり受けとめ，病気の進行に伴うやむを得ないこととして患者が受けとめられるように，準備をしておくことである．具体的には，歩けなくなることでできなくなることの対策を相談しておく，すなわち，移動が意のままにならなくなることで生じる排泄の問題など，日常生活のこまごました問題（当事者にとっては，こまごまどころか死活問題）についての対策を，患者の主導で相談し，対応することである．

患者ときちんと話をして，あらかじめ予想される問題に対して準備をし，心構えを持つことができれば，今をどう生きるかを考えられる．スピリチュアルな問題であっても，その背景には十分に解決あるいは緩和が可能な要因があることが多い．

【食欲低下と喪失感】

食事の問題も大きい．がんの進行の結果，全身状態低下の症状の一つとして，食欲が低下する．患者は，食べないと力が落ちるから何とかして食べたいが，食欲がない，一口食べただけで胸がいっぱいになり，食べられない現実がある．家族も同様に，食べないと身体がもたないと心配して，何とか食べて欲しいと「もう少し食べて」「好きな物を作ったから」「食べたい物を言ってくれれば，作るから，買ってくるから」と，どうすれば食べられるのかと患者を問い詰める．患者のためを思う家族の深い愛情からである．しかし，これが患者を苦しめる．家族が考えている以上に，患者は辛い思いをするのである．元気なときであれば，「今は要らない」「食べたくても食べられないんだよ」と言うことができる．しかし，それまでできていたことができない状態になると，患者は，力が衰えていることを自分で実感し，食べられない自分が悪いという思いから，逆に家

族の心配に対し気遣いをして，自身の気持ちを率直には表出できなくなる．死が近いことに苦悩している患者にとっては，家族の愛情豊かな「もっと食べて」と言う言葉は，「食べられなくなってしまったんだよ」という喪失感を強くする．生きる意欲さえ失い，「死ぬのがわかっていて，死ぬために生きているのが辛い」という気持ちに追い打ちをかけることになるのである．単に，「死にたいよ」あるいは「こんなに苦しいのなら早く死なせて」という表現をすることもある．それぞれニュアンス，患者のメッセージは異なるが，このような表現をする背景には共通するものがある．

【がんの辛さをもたらすもの】

　緩和医療学会ガイドラインの例示に従って，痛み，耐え難い苦痛という表現の背景にある本質的な問題を理解する必要性について述べてきた．特に，ここにあげた症例提示から，耐え難い苦痛は"がん"そのものがもたらすのではなく，がん終末期の患者と，関わる人々との関係性，言い換えると前述の"ズレ"の中で生まれることがわかる．

　関わる人との関係性について付け加えると，"耐え難い苦痛"という文言の主語を患者以外に置き換えて考えると，別の問題も浮き上がってくる．患者本人は辛いけれども耐え難いわけではない場合でも，家族の気持ちが患者にとって耐え難いことが少なくない．ケアチームが患者の辛さと家族の辛さの見極めをしなければ，結果として，患者が耐え難い苦痛に陥っていると判断し，問題がすり替わってしまう．この問題の典型例を，次の「ある裁判記録に見る耐え難い苦痛」で触れる．

【ある裁判記録に見る耐え難い苦痛】

　患者自身ではなく，家族の思いから生じた耐え難い苦痛について，東海大学安楽死裁判の例を取り上げて検討する．裁判の内容に踏み込んでその適否を論ずることはできないし，本書の目的ではないので，裁判記録そのものを閲覧しているわけではないことをお断りしておく．多くの報道，書籍などから事件の概要，耐え難い苦痛と言われるものの内容については，それなりの正確さで知

ることができるし，この問題に関してはそれで十分である．

　以下の記録は，『安楽死裁判』（三輪和男著）から引用したものである（文献3）．

1991年4月8日

　脳障害のためけいれん発作を起こし，意識がもうろうとなったのである．（中略）深い昏睡になる寸前の状態で，無意識のまま手足を動かし，点滴や尿道へ挿入しているチューブを取ってしまう．それを見ると，手足をバタバタさせてもがき苦しんでいる，と誰しも考えるし，チューブを取りはずすのは，家族の者からみれば，嫌がっているから取りはずそうとしているのだ，と受け取りがちである．意識を失っているから苦痛はないという考え方もあるが，まだ意識が残っているから，苦痛になる刺激には反応しているのだ，という見方も常識である．（中略）こうして重症になった山本元は，心電図モニターを付け，抑制帯によって手足を拘束され，沢山のチューブをつけたままはずせないようにされてしまったのだ（P22〜23）．

1991年4月12日

　舌が咽喉に落ち込んで気道をふさぎ，呼吸が苦しくなったので，舌をおさえて空気を吸いやすくする，エアウエイというプラスティック製の器具を口の中に入れた．（中略）もはや，深い昏睡状態で，反応は全くなくなってしまった．（P27〜28）．

　「父の呼吸が荒くてみていられない．あの口の中に入れてあるエアウエイという器具が呼吸の邪魔をしているのではないですか」……（P35）．

　こうした状態の患者を，長男からの強い要請で医療側が投薬により死に至らしめたという事件である．事件は20年以上前であり，当時と今とは終末期医療のあり方もかなり変わってきている．原文によると不穏な行動は脳障害のためであり，医療側は原状復帰への治療をあきらめていない段階であった．したがっていわゆる鎮静（緩和ケアで使う本書の主題である鎮静ではない．原文によるとクロルプロマジンを使用）は医療上必要な処置であったと思われるが，家族とのコミュニケーションが十分でなく薬剤の使用に不十分さがあった結果のようである．ここは医療側の対応に問題があるとしても治療内容については高度

の医学的判断が必要であり，限られた情報で是非の判断をすることは適当ではないし，本書の意図ではない．しかしエアウエイは患者の病状がさらに悪化し医療側も原状復帰を断念したと思われる時期に行われている．エアウエイは一概に患者に負担を強いるものだとはいえないが，目に見える新たな処置が行われるということが「患者に辛い思いをさせないで欲しい」という家族の思いと逆行していることは十分に考えられる．ここでも家族と医療側のコミュニケーションの"ズレ"が生じて，家族の心配をつのらせた可能性がある．

現在ではがん終末期の患者に対して，ここで問題となったような舌根沈下が原因となって起こる死前喘鳴に対してエアウエイを入れるなどの対応をとることはないし，まして，この本の著者が書いているような気管切開をすることもない．しかし，死前喘鳴に対し"痰の吸引"と称して口腔内吸引をしたり，家族あるいはケアチームは患者が苦しがっていると"思って"，麻薬あるいは鎮静剤を投与したりすることはあるだろう．以下では少し安楽死裁判から離れて，一般論としての死前喘鳴について述べる．

死前喘鳴は"息苦しさ"の表現ではない

死前喘鳴は以下のようなことから起こる．全身の力がなくなって，舌を口腔内にとどめておくことができずに，舌が喉頭の方向に落ち込んで気道を狭くする．この状況では同時に唾液の飲み込みも悪くなり，喉頭部に唾液の貯留が起こる．そのような中で，患者が生きるために必死に呼吸をする結果，舌根沈下があったり，それに加えて液体（唾液）がたまって狭くなっているところに空気が通るので，舌，液体の振動が一体となって，ゼーゼーなどの音を出すことになるのである．決して楽な状態ではないが，患者の多くは苦しいという感じは持たない．つまり，苦しくてもがいているのではなく，力が落ちた現状を補って一生懸命に呼吸をしている，頑張っている姿である．しかし，今までにない呼吸の変化を目の当たりにして，"苦しがっている"と家族が心配をするは当然である．

死前喘鳴は"患者の苦しみ"の表現ではない

死前喘鳴が患者の苦しみの表現ではない，つまり，"ゼーゼー"と音はするが患者本人は苦しんでいないということは，筆者の思い込みではなく，患者自身

から教えてもらったことである．患者に"苦しいですか"と聞くと，例外なく首を横に振る．このように患者と話をして患者の状況を家族と一緒に見たうえで，家族に説明すると，家族は安心して看病ができるようになる．その上で，身体を横向きにしたり，横向きにするのが大変な時は顎を引いたりして，顔だけでも横向きになるようにすると，ほとんどの場合"ゼーゼー"という音が消える．呼吸法の調整も有効で，"ゼーゼー"するのは息を吸う時に不必要な力が入るからであり，吸気努力せずに呼吸ができれば"ゼーゼー"という音が消える．死が間近にあることを家族が感じ，「今まで頑張ってきたよ．頑張ってくれて，ありがとう」と話しかけると，急にゆったりと落ち着いた呼吸になり，"ゼーゼー"という音が消えることも少なくない．呼吸が穏やかになると，家族は一層安心をして介護できる．

"痛いだろう""苦しいだろう"という思い込みの医療行為が患者を苦しめる

　この事件でもそうであるが，実際の終末期緩和ケアの現場では，今でも適切な対応が行われているとは言い切れない．前述のようなエアウエイを入れる処置はあまり聞かないが，一杯一杯のところで生きている人に対して，口腔～咽頭～喉頭にチューブを入れて吸引したり，"痛いはず""苦しいはず"という医師や看護師の思いを前提に「苦しい？　痛い？」「大丈夫？　苦しかったら言って」などと繰り返し聞いたりしているのを目にすることは多い．実際に，緩和ケア病棟に勤務する複数の医療者から，医師も看護師も患者に「痛いですか？　眠れますか？」という質問しかしていない，と聞き驚いた．患者は，「苦しいの？」「痛いの？」と繰り返し聞かれると，つい肯定の返事をしてしまう．一度そうした返事をすると，鎮静剤を使ってより深い眠りに誘導される．こうした患者の意思に反する行為こそが，患者を苦しめることになるという理解が医療者に必要である．死に直面した患者が安楽でいることは困難であるが，見ている家族や医師・看護師も含めて周囲の者の辛さを重ね合わせた行動は，その人の辛さをより強くする．

"治療の中止"の希望は，みている家族の辛さから

　事件の話に戻してその経緯を述べると，昏睡状態が続く患者について，妻と

長男は医師に対して患者が嫌がっている治療の中止を強く要請した．助手は，家族の強い要請に抗しきれず尿道に留置したカテーテルや点滴を外し，痰吸引などの治療を中止した．長男はなおも「いびきを聞くのが辛い．楽にしてやって下さい」と強く主張．医師はそれに応じて，鎮痛剤，抗精神病薬を通常の二倍の投与量で注射した．しかし，なおも苦しそうな状態は止まらず，長男から「今日中に家につれて帰りたい」と求められた．そこで助手は塩酸ベラパミル製剤を通常の二倍量注射したが，脈拍などに変化がなかったので，やむを得ず塩化カリウム製剤 20 mL を注射し，患者は同日，急性高カリウム血症に基づく心停止により死亡した．

患者の意思はどこに？

　この事件の経過で一貫して言えるのは，苦しい（辛い）のは患者本人ではなく，長男であるということだ．その根拠として次のようなことを挙げることができる．①本人は苦しいと言っていない．②患者に関する記述は，その多くが昏睡と認識できるような睡眠状態である．③長男の言動は「苦しそうで見ているのが辛い，いびきを聞くのが辛い」で，明らかにその主語は長男であり，長男が辛い思いをしている．患者の辛さを示す事実ではない．④長男の辛さは，患者である父親が苦しんでいるように見えることであり，父親を失う息子としての辛さである．

　このような構図は多くの医療現場に共通している．患者の苦痛を緩和しようと一生懸命の家族と医師が，患者の意思とは無関係に話をしている．家族は自身の辛さを患者の辛さになぞらえて医師に伝えているが，医師は家族の辛さに冷静かつ真摯な態度で向き合うことを忘れている．安楽死事件の経過は，本来の緩和ケアの考え方あるいは水準からすると，起こるはずのない光景であると言いたいところである．

　もっとも，この事件に関していうならば，このような事態を招いたのは主治医の責任ではなく，当時の医療，具体的には医療界，所属する大学の責任であるが，現在においても本質的な問題はそれほど変わっていないように思われる．筆者は，緩和ケアは患者の意思，患者の個別性を基本とすることで成り立つと考えているが，緩和ケアも従来から継承されてきた他の医療のコミュニケーションのあり方から完全に自由ではない．つまり，患者は自分が聞きたいこと

について理解できる説明を受けることは難しく，医療者側が伝えたいことを一方的に説明されるので，患者も家族も不十分な理解のままに返事をして，書類にサインをしている現実がある．

家族の辛さの受け止め方

　この事件で医療側は，「昏睡状態が続く患者のいびきを聞くのが辛い」と言われ対応しているが，いびきは前述した死前喘鳴と同じで，苦痛を伴うものではないし，ましてや耐え難い苦痛ということはあり得ない．冷静に考えれば簡単で，医療的に難しい判断ではないが，医療側にこのような死に至る過程で起こる現象について正しい理解が不足している，という盲点でもある．

　別の見方をすると，インフォームド・コンセントという言葉に象徴されるように，医療的な事柄は医療側の価値観によってしか動かない．これは当時から現在まで脈々と続いている．この裏返しが，疾患に関する内容ではなく，患者の苦痛という問題での家族からの強いクレームに，医療側が対応できないということである．これは終末期医療の提供に当たって，医療側に良い意味での優位性（患者の病態を終末期医療の視点で見ること，終末期にある患者・家族の心理状態をわかっていること）が確立していないからである．患者・家族に医療者として責任をもって向き合っていれば，"いびきを聞くのが辛い．楽にしてやって下さい"という家族の話を聞いても，すぐに呼吸を止めてしまうのではなく，「いびきは決して患者が苦しんでいることを表現しているのではない」と伝えたり，呼吸をする時に音が出ないように顔を横に向けたりしていびきを止める対策を講じるなど，家族が安心できる方策が考えられるはずである．

　以上は耐え難い苦痛の一断面であるが，医療側が患者本人との話にエネルギーを十分に使わないと，相対的に家族との話で治療方針を決める傾向が強くなる．つまり，"患者が苦しんでいるのではないか"という家族の心配が医療側に大きな影響を与え，"耐え難い苦痛"が患者から離れて一人歩きをしていく状況が生まれるのではないか．

　恐らく現在の緩和ケアの現場においても，本人の苦痛によるのではなく，看ている辛さに家族が耐えられずに，鎮静に至る道筋がひかれることが少なくないと思われる．

【ガイドラインの落し穴】

　日本緩和医療学会のがん疼痛の薬物療法に関するガイドライン（文献4）あるいは症状の評価とマネージメントを中心とした緩和ケアのための医師の継続教育プログラム医師のための研修プログラムであるPEACEプロジェクト（Palliative care Emphasis program on symptom management and Assessment for Continuous medical Education：緩和医療学会の基本的な考え方が反映されている）（文献5）を見ると，痛みに関する記述は薬物の使い方に終始していて，緩和ケアの基本であるトータルペインあるいはそれに伴う全人的ケアの視点に関する具体的な記述はほとんど見られない．ガイドラインの題名が2000年版の「がん疼痛治療ガイドライン」から「がん疼痛の薬物療法に関するガイドライン」と薬物療法を一層強調する形で変更されていることも象徴的である．痛みに代表される身体的な苦痛が，患者と周囲の関係性を考慮するどころか，がんの進行そのものにだけ原因があるように受け止められても仕方がない表現で記されていることは，がん終末期の緩和ケアのあるべき姿から逸脱している．がん終末期の患者の場合は，先の症例で見たように，身体的な痛みであってもそこに患者の強い思い，メッセージが込められている，という認識がされていない．ここに耐え難い苦痛を生む一つの土壌がある．

　耐え難い苦痛と思われる状況になぜなったのか，なぜなるのかという問題意識をもって，耐え難い苦痛が緩和される経過をみたり，耐え難い苦痛を避けることができた経過を検証したりすることで，耐え難い苦痛の本質が見えてくるのである．この観点に立てば，耐え難い苦痛に関わる検証作業に十分な努力が傾注されているとはとても言えず，この問題に対して一つも結論を出さないままに鎮静が市民権を得ることが，大きな問題であることは明らかである．

【耐え難い苦痛症状の対策】

　患者の状況を規定する要因はいろいろあり，しかもそれぞれの要因が複雑に絡み合っている．ここまでは，現象的には耐え難い苦痛と思われる状況になってしまった症例を紹介してきた．実際の診療で一番切実な問題は，耐え難い苦痛がなぜ生じるのか，そのメカニズムが理解できないために，耐え難い苦痛が

起こらないようにする術をもっていないことである.

　今までの検証でそのヒントが見えてきたが，以下では，耐え難い苦痛に苦悩を深めていてパニックになってもおかしくない状況であった患者が，比較的穏やかに療養ができた経過をポイントを絞って紹介する.

症例6　咽頭癌で嚥下困難な状況で腫瘍から出血

　中～下咽頭癌のために咽頭～口腔に腫瘍がある患者である．固形物の咀嚼嚥下はできないが，水分はかろうじて飲み込めていた．病状の進行と共に次第に飲み込めなくなり，さらに咽頭にある腫瘍からの出血で，口腔内に血液，凝血塊が充満している状況にもなっていた．血液を飲み込むことができないために口に含んでいるが，含みきれなくなると外に吐きだしているという状況であった．当初は，苦痛緩和のために筆者がモルヒネの使用を提案しても，薬剤の使用は不要と受け入れなかったが，出血による苦痛が増悪してきた段階でモルヒネ，ジアゼパムの持続皮下注射を行うことを希望された．患者は厳しい病状を受け止め，冷静に対応していたが，症状が辛くなった時に持続皮下注射によって辛さが和らぐことを実感され，意識を保ったまま穏やかな経過で最期を迎えた．

症例7　肺癌の縦隔リンパ節転移病巣が気管に浸潤し気管狭窄

　肺癌の縦隔リンパ節転移病巣が気管に浸潤し，気管が狭窄をきたした患者である．病状の進行に伴い気管狭窄が高度となり，ゼーゼーと大変な努力をしてようやく息をしている状況が続いていた．臨死近くになると，最大限の努力をしても空気が通らない感じが強くなり，呼吸の努力をすればするほど緊張が高まり狭窄が強くなって，窒息に近い状況になった．しかし，患者本人とコミュニケーションをとりながら，患者と一緒にモルヒネ持続皮下注の増量の可否を判断していた．臨死の状況においては，呼吸困難感も緩和されて，家族と話し続け，合図をして旅立った．

症例8　骨盤転移による痛みで座位姿勢がとれない

　患者は前立腺癌の骨盤転移のための痛みで，畳，椅子を問わず座ることができずに悩んでいた．座ることで骨転移巣が圧迫されて痛みが増強するために，

家の中にいても立っているか，うつぶせになるか，寝ている他はなかったのである．鎮痛剤の増量などの調整を行えば，短時間であれば座ることが可能になることはわかっていた．しかし，臥床時には定時のモルヒネ使用で痛みがなかったので，座るために鎮痛剤を増量すると，どうしても眠気が少し強くなった．患者本人は囲碁が趣味のため，眠気が強くなると囲碁ができなくなるので，安楽椅子にうつぶせになったり，横になったりしながら，インターネット囲碁を楽しんでいた．そうした中でゾレドロン（骨転移治療薬）の保険適応が広がって，乳癌以外の骨転移に対しても使えることになった．このことを新聞で知った患者から，ゾレドロンを使う意味があるだろうかと尋ねられた．患者の申し出を受け入れて使用したところ，1～2カ月すると，気がついたら椅子に座っているようになった．その後はゾレドロンの効果もあって，碁会所で囲碁をしたり妻と散歩に出かけたりと，有意義な時間を持つことができた．

がまんすることとは違う"辛さに耐える力"

　いずれの患者も大変辛い状況にあり，症状としての苦痛も高度であったが，辛さに耐える力を失い，耐え難い苦痛に苛まされることなく，自身の生を全うしたと筆者は考えている．その理由を考えながら"耐え難い"という意味の本質に迫ってみたい．

　症状が緩和される過程でこれら3例に共通している筆者側の対応は，次のようであった．厳しい病状について率直に伝え，患者の抱えている症状の病態生理，その対応についての情報提供をして，その上での治療の選択を家族ではなく患者本人と相談しながら，一定の制約の中で患者の判断に委ねていることである．苦痛症状緩和における患者の自律支援である．その結果，患者は自身に起きている状況を正確に知り，それを受け止め，身体の状況に応じた行動がとれていたということも共通している．そして実際に，モルヒネ・ジアゼパム・ゾレドロンなどの薬剤の選択と使用についてさえも，医師・看護師と患者が一緒に相談し，調整した．こうして薬剤の選択と使用までも患者を中心にしたある種のチームケアが成立したことが，大変辛い状況の中で必死に生き，最期まで自身を見失うことなく生を全うする原動力となった．

　もう一つ重要なことがある．患者が自身のおかれている厳しい状態のなかで，苦痛症状を受け止める力を維持あるいは増強する，という視点である．もちろ

ん苦痛を我慢するということではなく，苦痛を感じる閾値が上がるということである．"苦痛症状の緩和における患者の自律支援"は，患者の苦痛を受け止める力を増すことになる．

　3例全てで辛い症状を冷静に受け止める力を維持していたが，それは患者自身が理性を失うことなく，そのひとの精神が保たれていたことに起因する．逆に，患者が苦痛症状を受け止められず，自分自身を見失うというのは，起こっている現実を冷静に受け止めることができないことを意味する．感情的に反応し易い状況が生まれ，苦痛・苦悩を受け止める力が弱まるので，わずかな"痛み""苦しさ"に耐えることができず，パニックもしくはそれに近い状態になる．この3例の患者は全て，最期まで言葉による合理的なコミュニケーションが可能であったが，それは患者の理性およびその精神が保たれていたことを示すものである．

症状緩和における自律支援

　実際の診療で筆者が心がけているのは，患者の病状，苦痛症状の原因，そして症状緩和の具体的な方法を患者本人がしっかりと理解できるように，情報提供をすることである．その上で薬剤をどのような方法（種類，投与方法）で，どの位の量にするかは，患者の選択であったり，患者との相談であったり，医師からの提案であったりと，その時々の状況に応じて最も適切と思われる方法をとるようにしている．いずれの方法をとるにしても，全て患者本人が納得していて，患者の判断を優先し，患者主導で具体的な方法を選択することである．その選択の結果の評価も，患者と一緒に，患者主導で行う．言い換えると，症状緩和の実際の場面で，私たちケアチームは患者の自律を軸とし，患者が苦痛症状を"自己管理"できるように支援することをケア提供の目標にしているのである．この考え方を徹底し，実践することで，辛い状況におかれている患者が，最後まで判断力を保ち，自身を保つことが可能となる．この症状緩和において自律・自己管理の支援を軸にすることは，筆者自身の予想をはるかに超える良い効果をもたらしている（第2章「がんの苦痛症状の緩和の実際」参照）．

　苦痛症状は患者自身が感じるものであり，正確な評価は患者自身にしかできない．したがって苦痛症状を正確に評価する者と，治療をする者が同じであれば，評価とそれに相応した治療の"ズレ"は解消し，治療の効果が出ることは

必然である.

　先に挙げた自験症例も，患者の身体的苦痛に関する知覚そして感情と，関わる家族・緩和医療チームのスタッフの受け止め方の"ズレ"を解消することが，問題解決のポイントであった．その手法の基本は，自律支援そのものである．自身のおかれている状況がわかり，状況に応じた方針を患者が自分で決められれば，不必要な不安からも解放され，自身の人生を最後まで"前を向いて"歩くことができるのである．適切な薬剤投与などによっても身体的な苦痛の緩和が不十分であったり，増悪したりした時には，患者と患者を取り巻く種々の関わりの中での患者の不足感があり，それに対するケアが重要である．

　この章を終わるにあたって，耐え難い苦痛にならないようにしたり，それを緩和したりすることは，緩和ケアの基盤である全人的ケアの視点で患者に関われば十分に可能であることを強調したい．

　次の章では，疼痛緩和を中心テーマとしながら，全人的ケアを実践する一つのあり方を提起し，この問題をさらに考察する．

第2章　がんの苦痛症状の緩和の実際
～がんの痛みを中心に～

　痛みの定義についてはいろいろと表現されているが，基本的なことは同じなので，ここでは世界疼痛学会の痛みの定義を引用する．それによると痛みは，「不快な感覚性・情動性の体験であり，それには組織損傷を伴うものと，そのような損傷があるように表現されるものがある」としている．

　さらにこの定義に以下の注釈が示されている．「痛みはいつも主観的である．各個人は，障害の早い時期の損傷に関連した経験を通じて，この言葉をどのように使うかを学習している．生物学者は，痛みを惹起する刺激は組織を損傷しやすいことを認識している，したがって，痛みは実質的あるいは潜在的な組織損傷と結びついた体験である．痛みは身体の1カ所あるいは複数箇所の感覚であることは確かであるが，いつも不快であるので，痛みは情動体験でもある．痛みに似ているが不快ではない体験，例えばちくちくした感じは，痛みと呼ぶべきではない．不快な異常体験（異常感覚）も，痛みであるかもしれないが，必ずしもそうとは言い切れない．なぜなら，主観的に見ると，それらが痛みの通常の感覚特性を持たないかもしれないからである．多くの人々は，組織損傷あるいはそれに相応した病態生理学的原因がないのに，痛みがあると言う．普通，これは心理的な理由で起こる．主観的な報告から，このような経験と組織損傷によって生じる痛みと同じように報告するなら，それを受け入れるべきである．この定義は，痛みを刺激と結びつけることを避けている．侵害刺激によって侵害受容器および侵害受容経路に引き起こされる活動が痛みであるのではない．たいていの場合，痛みの主因は身体にあることを受け入れるにしても，痛みはいつも心理的な状態である」（文献6, 7）．

　前述したことに加え，疼痛学会の痛みの定義からしても，痛みの治療には，①「痛い！」という「感覚」に対する治療と，②痛みに伴う「情動」についての治療が必要だということであり，この注釈の最後の文章は情動の重要さを指摘している．

【身体的な苦痛の感覚と情動】

　がん終末期に限らず，一般的に身体的な苦痛の強さは，苦痛の内容如何に関わらず感覚と情動によって規定される．痛みは不快な体験であり，痛みに伴う情動はこの不快な体験の延長上に生じるものなのである．具体的には次のような場面を考えるとわかりやすい．

"痛い"と感じると同時に，呼び起こされる情動（感情）

　家族であろうが，知人であろうが，口論をしていて突然殴られると，痛みを感じると同時に"何だ！　何をするのか！"という強い怒りを覚える．見知らぬ人にいきなり殴られた時には，痛みを強く感じたり怒ったりするよりも恐怖をおぼえる．また，がん患者は腰が痛くなると，がんの転移ではないかと怖れ，痛みがこれから増強していくのではないかと恐怖心を募らせたり，余命が短いと感じたりして，予期不安を強くする．また恋人との別れ話の果てに頬に平手打ちをされたときの痛みは，強くて辛い格別な思いを呼び起こすのではないか．

　このように痛みは，痛いという感覚だけではなく，同時にその状況によって様々な情動（感情）を呼び起こす．同じ痛みであっても，状況によって情動の内容，強さは大きく変わる．特にがんの痛みは，"がんの最後は痛くなる""七転八倒の痛みがある"という，多くの人の頭にすり込まれた思いと結びつくことによって，他の原因，他の疾患の痛みにはない深刻な状況を導くことが少なくない．不快な感じ，恐ろしい感じ，あるいは痛みによって引き起こされる将来への不安といった情動は，強いストレスとなるので，患者の理性を押さえ，感情的な対応を強める．痛みという感覚によって引き起こされる情動の部分は，痛みを受け止める力，つまり痛みを感じる閾値と強く関わっている（図1）（文献8）．

痛みの感じ方に影響を与える因子

　がん終末期の患者は多くの心理的な負担を抱えている．例えば① 今まで受けてきた，あるいは今受けているがん治療の結果に対する不足感，② がんが治らないことがはっきりしたことで死の恐れが現実となった気持ちを家族など周囲の人に理解されない辛さ，③ これからどうなっていくのだろうかという漠然

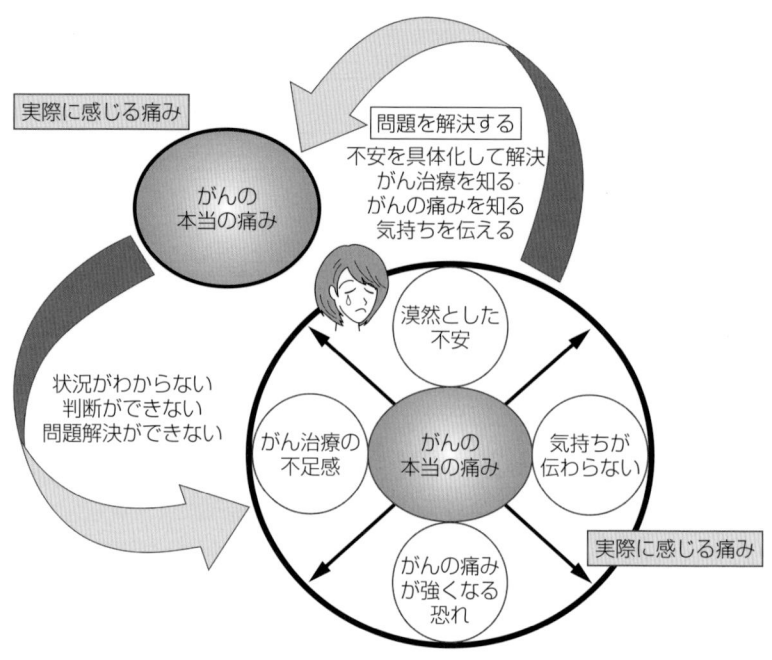

[図1: 痛みの感じ方に影響を与える因子]

- 実際に感じる痛み
- がんの本当の痛み
- 問題を解決する
  不安を具体化して解決
  がん治療を知る
  がんの痛みを知る
  気持ちを伝える
- 状況がわからない
  判断ができない
  問題解決ができない
- 漠然とした不安
- がん治療の不足感
- がんの本当の痛み
- 気持ちが伝わらない
- がんの痛みが強くなる恐れ
- 実際に感じる痛み

図1　痛みの感じ方に影響を与える因子

とした不安，④病状の進行に伴って痛みはどうなるのか，どれほど辛いことが待っているのかという恐れ，等々である．このような問題が解決されずにいる中で痛みを感じることがあると，痛みを感じる閾値が下がり，図1の"がんの本当の痛み"（黒い太線の小さな円）から，"がん治療の不足感""漠然とした不安""気持が伝わらない""痛みが強くなる恐れ"などの情動が関わり，実際に感じる痛みが強くなり（黒い太線の大きな円）辛さが増大するのである．逆に，上記の①～④に対するケアが提供されて，これらの問題が解決できれば，がんの痛みは"本当の痛み"としてのみ感じることになる．"本当の痛み"として感じる痛みはWHO方式に従った鎮痛剤の投与で緩和される．

　第1章の症例はこの情動の面の重要さを示している．痛みのみならず身体的な苦痛は，感覚だけで成立することはあり得ず，必ず情動を伴うという原則を忘れてはいけない．

　がんの疼痛緩和においては，痛いと感じる感覚に対する治療，すなわち鎮痛剤の使用と，情動に対する治療の両面が大変重要であることは，緩和ケアに関

わる全ての職域で理解されている．にもかかわらず情動に関わる治療を組み込んでいく具体的なプログラムがない．そのことが実際の緩和ケアの現場で疼痛緩和を困難にしている大きな要因である．多くの緩和ケアに関わるスタッフが考えている以上に，この情動に対する対応が疼痛緩和には重要である．情動に対する治療が奏効していれば，感覚に対する治療もうまく進む．また，抗がん剤治療中から患者は自身の病状を正確に知り，受け止めていることも重要である．治るための治療をする余地があるのかないのか，治るのか治らないのかで患者の心は揺れ動く．患者がこれからの病状変化について大きな不安を抱え，解決できずにいると，痛みなどの症状緩和も困難になることが多い．

症状の緩和がうまくいかないと，増悪した時の辛さに恐怖を感じ，がんの広がりが常に気がかりとなり，落ち着かなくなるなど"痛み"と"不安"の悪循環に陥る．このように書いていくと，やはりがんの終末期の症状緩和はとても難しい，と感じるかも知れないが決してそうではない．症状の強さは常に，感覚と情動が統合された結果であることを認識して，全人的ケアで痛みなどの症状緩和を行うことができれば，ほとんどの辛い症状は緩和される．

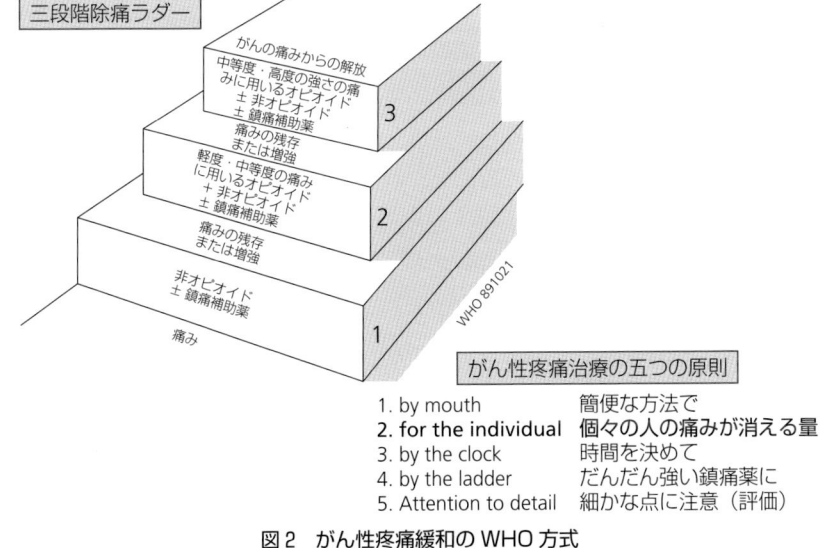

図2 がん性疼痛緩和のWHO方式
―がんの痛みからの解放とパリアティブ・ケアより―

がん性疼痛治療の五つの原則
1. by mouth　　　　　簡便な方法で
2. for the individual　個々の人の痛みが消える量
3. by the clock　　　　時間を決めて
4. by the ladder　　　だんだん強い鎮痛薬に
5. Attention to detail　細かな点に注意（評価）

感覚に対する治療

　がんの「痛い！」という「感覚」に対する治療とは，いわゆるWHO方式に従って鎮痛薬をきちんと使うことである．どんな状況であっても，疼痛緩和に必要なのは，適切な医療技術を提供することである．WHO方式は，非麻薬性鎮痛薬あるいは麻薬を痛みの強さに応じて使い分ける三段階除痛ラダーと，実際の使用に際して留意すべきことを明記した五原則（図2）からなっている．単純でわかりやすい方式なので，正確に理解をして行えばがんの痛みの大半を緩和することが可能である．実際には，三段階をきちんと踏む必要は必ずしもなく，非麻薬性の鎮痛薬で効果が認められないときは，直ちに第三段階の強オピオイドを積極的に使用することに躊躇しなくて良いと考えている．また五原則全て重要だが，特に留意すべきことは，効く量を使う，すなわち患者ごとに痛みが緩和されるのに必要な量を画一化して使うのではなく，個々の患者に必要な量を個別的に決めて投与するということである．痛みが取れる量は患者それぞれで個別的だ，ということを理解してもらった上で，患者自身がよいと判断できる量を知り，その量を服用するということである．鎮痛剤の使用に関しては，痛みの評価方法も重要である．

情動に対する治療

　前述したように，痛みに伴う「情動」に対する治療の意義は，痛みを受け止める力を増すということである．痛みを受け止める力を増すという意味は，決して痛みを我慢させるということではなく，痛みを感じる閾値を上げることを意味している．患者自身が，がんの痛みだからこれから先はもっと痛くなるのではないか，という不安を持っていると，なかなか痛みは緩和されない．がんの痛みだから痛みが強くなるという訳ではないこと，もし痛みが強くなっても鎮痛薬の適切な服用で痛みは必ず緩和することを理解できれば，不必要な不安が解消されて痛みを受け止める力が強くなるのは自明のことである．

　情動に対する治療の積み重ねは精神的安定をもたらし，苦痛症状の緩和に大いに資することになる．そのために必要なことは，トータルペインの視点であり，全人的ケアの提供であることはあらゆる成書に述べられている．身体的な痛み，社会的な痛み，精神的な痛み，スピリチュアルな痛みは個別的に起こることでもあるが，同時に相互に関わり合うものである．

重要なことはトータルペイン，全人的ケアを概念的なものにとどめるのではなく，患者を目の前にして如何に実践するか，できるかということである．患者が苦悩していることをできるだけ具体的な事実として捉え，具体的に対応できるようにすることが求められている．このことなくして，いくら鎮痛薬の使い方に精通しても十分な鎮痛効果は得られない．その意味では痛みの治療の本質は，疼痛緩和だけではなく，あらゆるがん終末期の身体的症状の緩和に共通の基盤を持つものである．さらに言えば，緩和ケアの本質につながるものといえる．

【がん終末期患者の心情】

　がん終末期の患者の状況あるいは心情を，改めて考えてみる．がん患者はがんと診断されて，がん治療を受けることになるが，治療の結果，治れば，治療の経過中に起こる患者の不満をはじめとする多くの問題は解決する．しかし，私たちが関わるがん終末期の患者は，治療の結果としてがんが治らないことが明確になった患者である．がん終末期の患者の苦悩は，がんの進行の結果だけ

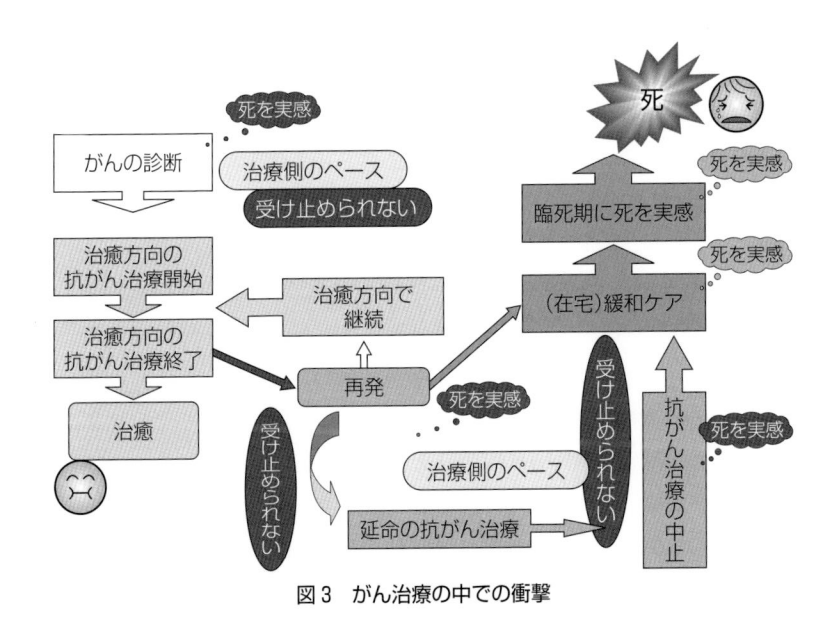

図3　がん治療の中での衝撃

ではないということを理解しなければいけない．

がん治療の中での"死の衝撃"

　がんと診断されてからがん終末期に至る過程で，何回も死の衝撃に耐え，苦悩していることを改めて考える必要がある（図3）．一度ならず何度も死の宣告という強い衝撃にさらされてきた患者は，どのような心理状態におかれるのだろう．がんと診断された時の衝撃，治療してもがんが残存し治ることが難しいと言われた時の衝撃，再発した時の衝撃，延命のためということも含めた抗がん治療の効果がなくなった，と言われた時の衝撃は，いかばかりであろう．それぞれの場面で，患者がその衝撃を和らげるための支援を受けたり，それまでの治療経過に納得するまでの時間が保証されたりすることは少ない．実際，抗がん剤治療の副作用に苦しんでいた患者が，看護師を見ると「ナイフを持って突き刺しに来る」と怯えるようになったことがあった．患者はいくつもの衝撃を受け止められないままに，看護師が恐怖の対象として見えてしまうのである．

医療側のペースで進むがん治療

　それぞれの衝撃を受け止められないままに，つまり納得できないままに医療側のペースで治療が進むことが多い．その結果，治療が継続できない事態になると，いきなり他の病院を紹介されたり，緩和ケアへの移行を勧められて，大きなストレスを抱え込むことになる．患者がそれまでの治療の過程を十分に理解できていなければ，医療側に対する不信感が大きくなり，あらゆる現象に対して必要以上に怯えたり，不安を増大させたりするのは必然である．

置かれている状況に適応できないパニックと高度のうつ状態

　がん終末期の患者は，このような経過のなかで何回も強いストレスにさらされながら，改めて抗がん治療をあきらめ，死を現実のものとして受け止めなければならない状況に追い込まれるのである．思うとおりにならない結果を実感することは，患者の苦悩を増すことになる．こうした苦悩に対する支援が適切に行われなければ，次第に認知力や判断力は低下し，自身がおかれている状況がわからなくなることが少なくない．考えたり，判断したりという理性的な力がそぎ落とされた患者は，直面するいろいろな問題に対して感情的に対応する

面が大きくなり，漠然とした不安が強くなる．火山に例えるならば，不安というマグマが溜まり，ほんの僅かな痛みや息苦しさが火種となって大爆発する，つまり強い痛みや呼吸困難によるパニックが起こる．あるいは高度のうつ状態，せん妄状態などの身体的・精神的な苦痛の連鎖を引き起こすことにもなりかねない．がん患者がこのような状況にあることは精神的な均衡が崩れた結果であり，鎮痛剤などの薬物だけでは効果が上がらない．がん終末期の患者の心情を考えると，患者のストレスを緩和するなど情動面に対する治療の重要さが理解されなければならない．

近年の脳科学の進歩により，このような患者のストレスが，理性的な機能を低下させ，感情的な衝動を抑え切れなくするというメカニズムが明らかになってきている．強いストレスを受けると前頭葉の機能が停止し，線状体と扁桃体など感情と衝動に関わる働きが強くなることがわかっているのである（文献9）．このような状況に陥ったと思われる場面では，適切なケアによって，患者が自身の状況がわからなくなり，判断できなくなるという流れを止めることが，身体的な苦痛緩和に有効であることが理解できる．

【さくさべ坂通り診療所における医療用麻薬使用の実状】

以下では，疼痛緩和における自律支援の成果を実証するために，過去3年間の医療用麻薬の使用状況について提示してみる．医療用麻薬とは日本で使用可能なモルヒネ，オキシコドン，フェンタニルの3種類の強オピオイドのことである．グラフに示した医療用麻薬使用量はこれら3種類の強オピオイドを，薬剤別，投与別（経口，坐剤，皮下・静脈注射）に表3の換算表に従って，モル

表1 医療用麻薬使用患者数

	2011～2013年
対象症例数	280例
非使用症例数	95例（34%）
使用症例数	185例（66%）

（%：対象症例数280例に対する割合）

表2 医療用麻薬使用目的別患者数

	2011～2013年
痛み	151例（54%）
呼吸困難	37例（13%）
その他	24例（9%）

（%：対象症例数280例に対する割合）

表3 換算表

剤形による換算比	経口剤	坐剤	注射剤
	2	1.5	1
麻薬の種類による換算量	モルヒネ	オキシコドン	フェンタニル
	30 mg	20 mg	1 mg

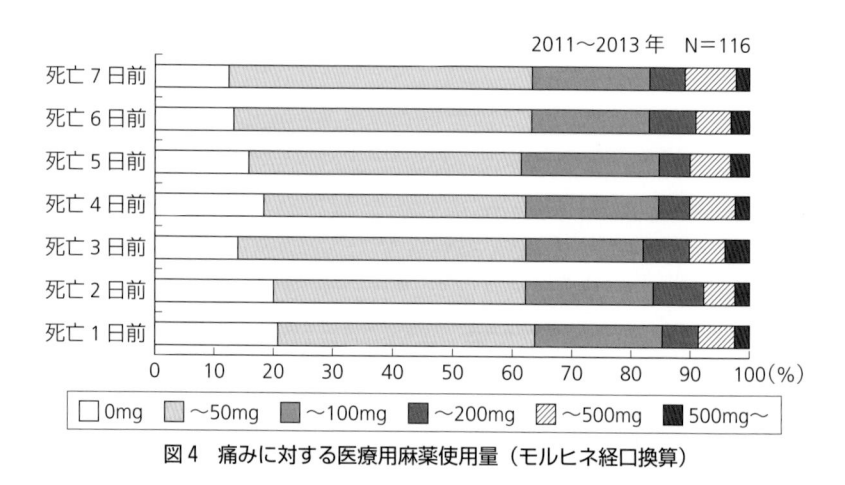

図4 痛みに対する医療用麻薬使用量(モルヒネ経口換算)

ヒネ経口投与量として表示した.

痛みの緩和を目的とした医療用麻薬の使用量

　2011年から2013年に診療し自宅で看取った患者280人を対象とした医療用麻薬使用の割合を表1に,使用目的別症例数の一覧を表2に記した.訪問診療開始時から死亡までの間に1度でも医療用麻薬を使用した患者は,185人,66%であった.このうち痛みの緩和を目的に医療用麻薬を使用した患者は151人で,全対象患者280人の54%である.残りの約半数の患者は痛みがないか,医療用麻薬を使う必要のない軽度の痛みであった.
　またPCC(Palliative Care Clinic)連絡協議会(2011年に発足した緩和ケア診療所の全国組織で現在24施設が参加,代表 川越厚,筆者は副代表の1人)参加6施設のアンケート結果でも,疼痛緩和のための麻薬使用は50%前後であり,この数値はがん終末期患者全体の傾向と考えることができる.

2011～2013年　N＝116

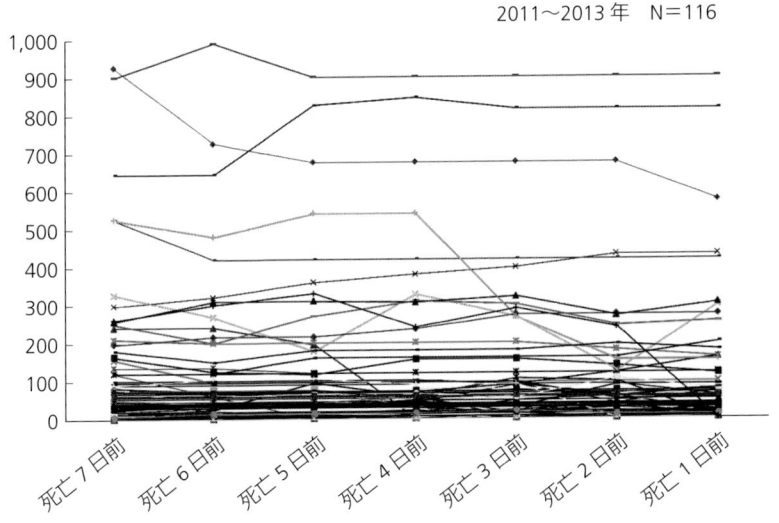

図5　個々の患者の痛みに対する1日毎の医療用麻薬使用量

死亡前7日間の医療用麻薬の使用量

　以下では，訪問期間が8日以上の患者のうち死亡前7日間（死亡当日を0日前として表現）の医療用麻薬使用の主な目的が疼痛緩和の116名についての検討結果を示し，実践に即して痛みの問題を考えてみたい．

　図4は対象116人を母数として，死亡前7日間の1日毎の医療用麻薬使用量別の患者数の割合を示したものである．全体としては医療用麻薬使用量に大きな変化はなく，医療用麻薬使用量の増加する傾向はみられない．逆に死期が近づくにつれて医療用麻薬を必要としない患者，医療用麻薬使用量0 mgの割合が増えていることを示している．痛みのために医療用麻薬を使う状況にある患者であっても，適切なケアによって最後に痛みが強くなることはなく鎮痛剤の使用量は増加しない．

　図5のグラフは，図4と同じ対象患者116名の死亡前7日間の1日毎の医療用麻薬使用量を，一人一人の患者についてみたものであり，1本の折れ線が患者1人を示している．ほとんどの患者で痛みに対して用いる麻薬使用量はきわめて安定しており，一定である．医療用麻薬使用量についての変動幅は小さく，全例が1.5倍以内である．ちなみに1日毎の医療用麻薬使用量（モルヒネ経口換算）の平均値は75 mg，中央値は30 mg/日であった．

表 4　痛みの緩和状態の評価
STAS-J を用いて評価〜STAS 1〜

スコア-0:	なし
スコア-1:	時折のまたは断続的な単一の痛みで 患者が今以上の治療を必要としない痛みである
スコア-2:	中等度の痛み　時に調子の悪い日もある 痛みのため，病状から可能なはずの日常生活動作に支障をきたす
スコア-3:	しばしばひどい症状がある 痛みによって日常生活動作や物事への集中力に著しく支障をきたす
スコア-4:	持続的な耐えられない激しい痛み 他のことを考える事ができない

STAS-J（STAS 日本語版）スコアリングマニュアル第 3 版より

STAS を用いたがん性疼痛緩和の評価

　筆者は 2001 年以来在宅緩和ケアの診療を行い，1100 人以上のがん終末期患者を診療し，ほぼ全員の患者を自宅で看取ってきた（在宅死率 97％）が，医療用麻薬使用量の傾向は，どの年度をとってもほとんど変わらない．

　以上の結果をみて，① 医療用麻薬を使っている患者の痛みは本当にとれているのか，② もし，とれているとしても，意識レベルはどうなのか，鎮静剤などで実質的に眠らせているのではないか，などの疑問が起こることが当然予想される．

　＜医療用麻薬を使っている患者の痛みは本当にとれているのか＞という痛みの緩和の評価については，STAS（Support Team Assessment Schedule：緩和ケアの評価ツールの一つ）を用いた（文献 10, 11）．

　筆者のグループは緩和ケアの診療をするにあたり，患者の状況を STAS を用いて定期的に評価している．STAS についての詳細は文献を見て欲しいが，1〜16 までの 16 項目の要因を，0〜4 の 5 段階にスコアリングするものである．筆者らは 1〜9 の項目は STAS-J の邦訳に従い，10〜16 の項目は筆者自身の邦訳を用いている．

　痛みについては第 1 番目の項目であり，スコア＜0＞は痛みがない，スコア＜1＞は薬でコントロールされ痛みによって生活に支障をきたしていない状況である．つまり，スコア＜0＞ないし＜1＞は痛みがないか，薬でコントロールされていることを示し，痛みがほぼ完全に緩和されている状態である．スコア

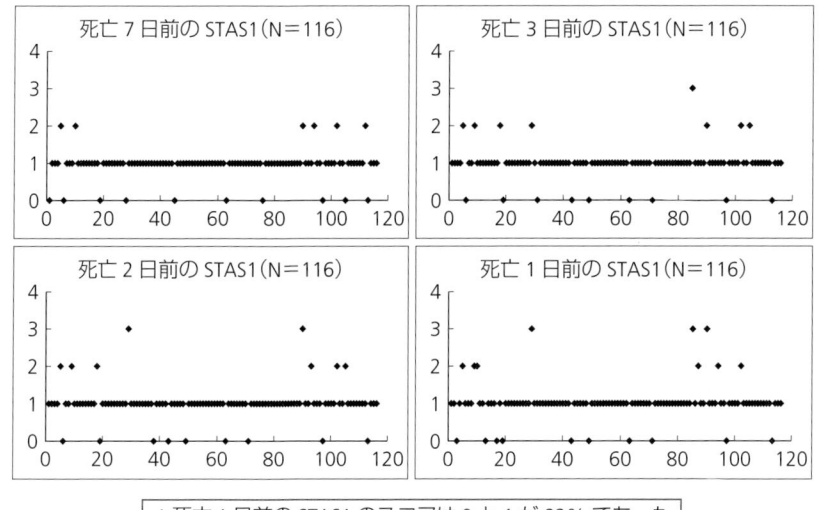

図6 痛みの緩和状態
～STAS-Jを用いて評価（STAS1）～

＊死亡1日前のSTAS1のスコアは0と1が92％であった

　＜2＞は時に痛みによって日常生活動作に支障をきたすことがあり，薬剤の調整が必要であるが緊急を要する事態ではない．スコア＜3＞は痛みが強く，日常生活動作や物事への集中力に著しく支障をきたしていて，早急に対応が必要．＜4＞は持続的な耐えられない激しい痛みで，他のことを考えることができない状況であることを示している（表4）．
　このことをもとに死亡7日前，3日前，2日前，前日について痛みの緩和の状況を示したのが図6である．縦軸は5段階評価のスコアを，横軸は患者数を表しており，一つの点が一人の患者である．結果としては死亡前7日間を通してみるとスコア＜4＞は全経過で0人，スコア＜3＞は死亡3日前に1人，2日前に2人，1日前に3人，スコア＜2＞は死亡3日前に7人，2日前に6人，1日前に6人であった．死亡1日前にスコア＜3＞であった3人は急激な日常生活動作（ADL：Activities of Daily Living，以下ADL）の低下をきたしたために，動けないことでの心理的動揺が強くなり，痛みを感じる閾値が下がったと考えている．実際に患者本人が事態を認識し受け止めることができたことで心の安定が図れ，死亡までの間に痛みは緩和された．少なくてもがんの進展によって侵害受容体性疼痛あるいは神経障害性疼痛が増強したということではなかっ

た．スコア 2 および 3 は疼痛緩和がやや不十分ということであるが，いずれの患者も自宅療養を中断することにはならなかった．

死亡 1 日前にはスコア<0>，<1>と疼痛緩和が良好な割合が 92%であり，上述の状況を勘案すると，がんの痛みによる苦悩が緩和できないことで辛い最期を迎えるということはなかった．

意識レベルの代理指標としてのコミュニケーション力

意識レベルは，代理指標として言語によるコミュニケーションが可能かどうかでみた．言語による合理的なコミュニケーションとは，言葉による問いかけに対して患者がそれに応じた返事を言語的あるいは非言語的にするということである．

このコミュニケーションのスコアは筆者が独自に定めたものであるが，コミュニケーションの状態を 5 段階評価した（表5）．縦軸は 5 段階評価のスコアを，横軸は患者数を表している．

スコア―<0>～<3>を言語による合理的なコミュニケーションがとれる，スコア<4>をコミュニケーションがとれないとした．

図 7 にその結果を示しているが，死亡 1 日前でみると，90%（104 例）の患者でコミュニケーションがとれる，つまり意識があることを示している．ここで留意して欲しいことは，コミュニケーションがとれなかった 10%の患者は意識がなかった，ということではない．意識があることを確認するコミュニケーションがとれていなかったのであり，周囲の状況に応じてわずかな体動をする，あるいは声をかけると呼吸の状況が変わるなどの反応を示していた．

以上で検証したように，がんの痛みはほとんどすべての患者の意識を低下させることなく緩和が可能であり，耐えがたい痛みが生じることはないのである．この結果は，シシリー・ソンダースががん終末期の疼痛緩和について述べていることと全く同じである（参照：第 8 章「昏睡と鎮静 鎮静の提案は終末期患者に対する圧力である」）．

新たなケアモデルの確立

このような，がん終末期患者の 50%前後が痛みのために医療用麻薬を使う必要がないという事実，たとえ医療用麻薬を使う必要のある痛みがあっても，全

表5 コミュニケーションの状態評価

スコア-0: 自立　言語的なコミュニケーションで意思疎通が図れる
スコア-1: 短期記憶力の低下等の理由で，言葉を補う必要があるが言語的なコミュニケーションが可能な状態
スコア-2: 選択肢を提示する事で諾否（yes, no）で返事があり，コミュニケーションが図れる
スコア-3: 快，不快の表現があり，意思疎通が図れる
スコア-4: 意思疎通の図れない状態

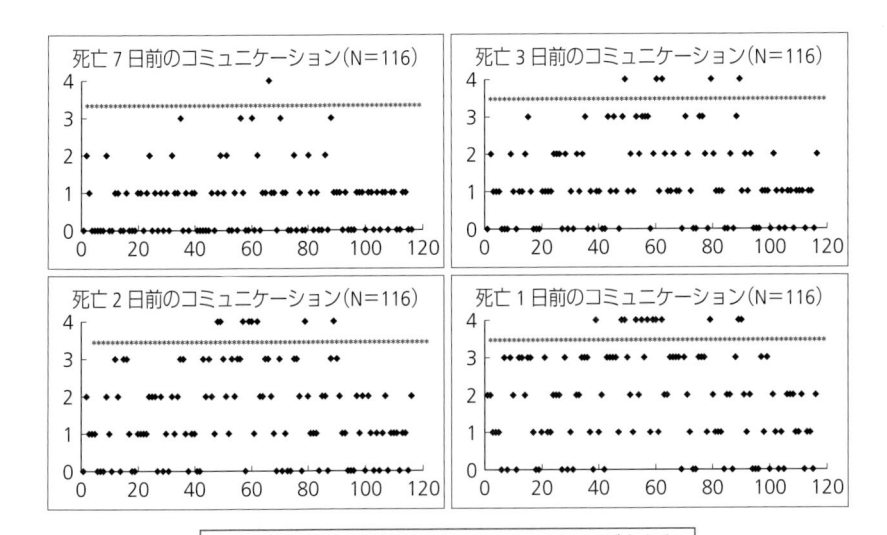

90％の症例で合理的なコミュニケーションがとれた

図7　コミュニケーションの状態

例が意識を保ったまま痛みが緩和されるという事実を示しても，がんの最大の問題は痛みであるという認識は変わらないのだろうか．現実には依然として，がんの最後は痛くなる，死ぬ前に痛みが強くなって耐え難い苦痛をもたらす，と思われているのである．このような認識の違いが生じる原因を真剣に考えなければいけない．そのヒントは，本書でしばしば触れてきている．緩和ケアの質を高めることができるかどうかは，身体的な苦痛症状だけを見るのではなく，全人的ケアを文字どおりに実践できるかどうかにかかっているのである．これは痛みに限った話ではなく，呼吸困難をはじめとする他の症状も同じである．

がんの痛みをはじめとする症状の緩和に関する認識が，治療の方向性が，誤って浸透していることを改めて危惧するものである．

　前述したように，呼吸困難の緩和の考え方も基本的には疼痛緩和の考え方と同じである．したがって，呼吸困難の緩和についての実績は，第1章で紹介した呼吸困難症例の記述を思い起こしてもらうことと，全例（2011〜2013年で呼吸困難のために医療用麻薬を使用した患者数は29人）が最後まで意識状態を保った状態で呼吸困難の緩和ができた，という事実を示すにとどめたい（文献12）．

　筆者のグループも，在宅緩和ケアの診療を始めた時から，本書に展開したような認識の整理ができていたわけではない．一人一人の患者を診療する中で，患者の苦悩の本質が比較的共通していることを実感し，言語化の作業を積み重ねてきた結果，たどりついた認識である．繰り返しになるが，がん終末期の患者の心情を考えて対応することを徹底するならば，必然的に患者の求めに応じた，事実に基づいたコミュニケーションが必須である．緩和ケアはこのような患者の"自律""自己決定"を如何に支援するか，座学（机上の学習）ではなく患者を目の前にして如何に実践するかのプログラムを確立しなければならない．緩和ケアを確固としたものにしようとするならば，疾患を担保できる医療の概念，プログラムの重要性を認識しながら，従来の医療が作り上げてきた既成概念を取り払い，がん終末期患者の視点に立った新たなケアモデルを確立しなければならない．このことを肝に銘じながら，次章では緩和ケアの医療的な視座の確立を試みることにする．

第3章　緩和ケアの医療的視点

　前章では，耐え難い苦痛の責任を，がんという疾患に 100%負わせることができないことを明らかにした．この問題の背景を論理的に検証するためには，緩和ケアの医療的視点とは何かという問題の整理が必要である．多くの成書には表面的な記述はされているが，緩和ケアの基本理念をもとにした医療的な視点が必ずしも構築されているとはいえない．したがって，この章では緩和ケアの医療的視点を考え，その再構築を試みたい．

　医療は，古代から中世の呪術的，対症的な治療から，哲学的にはデカルトの心身二元論，医学的にはコッホの結核菌発見から始まった病因に基づく思考，治療，さらにワトソン・クリックの DNA らせん構造の発見から始まった遺伝子医学の進歩あるいは工学の進歩の医用応用などによって，現代の"超"高度化した近代医療へと変貌，発展してきた．医療の第一の使命が疾患の治癒となり，木を見て森を見ずではないが，病気を診て人を見ない傾向が強くなるのは，ある意味必然でもあった．この医学万能とも思える思考は，医療人だけではなく，多くの国民にも共通した現象となった．このような状況を背景に，死は医療の敗北という概念が定着し，"「死に至るまでの時間が限られている」ということを，考慮に入れる必要があるような状況下における医療"（文献 13）の充実が阻害されてきた．

　近代医療における人間不在の危機感，死にゆく人の悲惨な状況から，終末期医療の意義を明らかにする必要があるとする見方が生まれ，そこから終末期医療という言葉が生まれた．一方シシリー・ソンダースは，がん終末期の患者に対する医療，特に痛みに対する麻薬の活用方法を開発して身体的な苦痛緩和の基礎を築いた．キリスト教を背景にしたホスピスの精神と統合され，現在に繋がる全人的な医療を基軸とした緩和ケア提供の視点を確立したのである．私たちはこのシシリー・ソンダースの精神を受け継ぎつつも，現代的な問題である宗教観の希薄化（キリスト教，仏教ということに限らないで）と日々高度化する医療，特にがん医療との狭間で，新たな全人的な医療の再構築を迫られている．

【緩和ケアの定義（WHO）】

　緩和ケア提供の医療的視点を明らかにする作業に入るに当たって，緩和ケア提供の綱領とも言うべき WHO の緩和ケアの定義を見ることから始めたい．

　"緩和ケアとは，生命を脅かす疾患による問題に直面している患者とその家族に対して，痛みやその他の身体的問題，心理社会的問題，スピリチュアルな問題を早期に発見し，的確なアセスメントと対処（治療・処置）行うことによって，苦しみを予防し，和らげることで，クオリティ・オブ・ライフを改善するアプローチである．"（WHO　2002　日本ホスピス緩和ケア協会訳）（文献 14）

　この文言は，言葉としては明確に使っているわけではないが，緩和ケアは"人が人として"，あるいは"人が人であること"が成り立つ要因を見据え，それぞれの要因に対する評価，対応を講じることを基盤とすることを表している．言い換えると，緩和ケアの目標は，"全人的なケア"を基盤として，身体的・精神的苦痛の緩和を通してクオリティ・オブ・ライフ（Quality of Life：以下 QOL）を改善することである，としている．ここで重要なことは，「緩和を患者・家族の QOL の向上としたため，QOL 概念を誤解すると緩和ケアも同時に理解できなくなるという問題が起きている」（文献 15）という点である．つまり WHO の理念を踏襲するならば，QOL 概念を明確にし，共有しなければ，緩和ケアそのものが成り立たなくなるということである．しかし現実には，QOL ということそのものは前提となっているが，その概念が明確になり共有されているとは言えない．緩和ケアの目的が"QOL を改善することである"とすれば，はじめに QOL とは何かという問いに対する答えを模索しなければならない．その上で如何にケアを実践する中で，この理念を具現化するかが，緩和ケアの現場に問われている．

　以下では，まず QOL 概念について考察し，QOL をキーワードにして他の医療と対比する中で，緩和ケア提供の視点を明らかにしていく．

【QOL とは何か】

　QOL は保健医療の分野では健康の概念が基盤になっているが，QOL を構成する要因は対象となる課題によって異なる．WHO の定義は必ずしもがんだ

けを対象としてはいないが，がん終末期の緩和ケアがWHOの定義を基盤にしていることは間違いがない．したがってがん終末期の緩和ケアにおけるQOLは，この定義に沿って考察することが妥当である．このような視点で緩和ケアの定義を見てみると，ケアの対象として"身体的問題，心理社会的問題，スピリチュアルな問題"と表現されており，これらの項目をQOLに直結する要因としてあげていることがわかる．

　身体的な問題は，症状として表現（苦痛症状）されるものと，身体の働き（機能）として表現されるものがある．心理社会的問題は心理面と社会面に分けて考えた方が具体的な整理がし易い．したがって，① 身体的な問題を ①-ⅰ 身体症状の問題（苦痛），と ①-ⅱ 身体機能的問題に，② 心理社会的問題を ②-ⅰ 心理的問題，②-ⅱ 社会的な問題に分けて考える．③ スピリチュアルな要因については，その理解・解釈は様々であり，その意味するところを明らかにしなければならない．その上でスピリチュアルな要因を他の要因と同じように並列におくのか，①，②の要因の総合的な結果として，あるいは各要因に影響を与えるものとして，各要因の基盤をなすものとして位置づけるのかということがある．本書ではスピリチュアルの要因（以下ではスピリチュアリティ）そのものが，その人のQOL要因というよりその人自身を表現する根幹を成すものと考え，後者の立場をとることにする（文献16）．

QOLを構成する要因

　QOL構成の各要因は，それぞれが相互に影響し合うものであると同時に，スピリチュアリティのあり方に大きな影響を与え，スピリチュアリティに規定される面も大きいと考えている（スピリチュアリティの意味については後で考察する）．

　以下ではこのWHOの定義にある緩和ケアは，QOLの改善が目標であるということに従い，QOLをキーワードとして緩和ケアの視点を考える．前述したように，QOLを構成する次の4つの要因に分け，議論を進める．

　　①-ⅰ　身体症状：痛みなどの身体的苦痛など
　　①-ⅱ　身体機能：歩く，食べる，排泄，睡眠など（ADL）
　　　　　　　　　　掃除，洗濯，買い物など（手段的日常生活動作，IADL: Instrumental Activities of Daily Living）

②-ⅰ　心理面：不安，心の辛さ，心の傷みなど
②-ⅱ　社会面：仕事，地域での社会活動あるいは家庭の中での役割など

　緩和ケアは，がん終末期に行われるというよりは医療の基本として行われるべきものであり，これがあらゆる医療の前提であるべき，という点に異論はない．しかし本書では焦点がぼやけないために，緩和ケアを"がん終末期の緩和ケア"と限定することとする．

　QOLを構成する要因として挙げたうち，①の身体的な要因を身体症状と身体機能に分けた理由は，以下である．がん終末期の患者はいろいろ辛い体験をするが，その最終段階で最も辛い場面が，全身状態の低下に伴い起こってくる急速な身体機能の低下であり，立ち上がれない，歩けないなど，ADL縮小に関わるものである．一般的にはなかなか理解され難いのであるが，多くの患者が，生の最終段階では痛みなどの身体的な苦痛よりも，身体機能の低下の具体的表現としてのADLの縮小に関わる苦悩のほうがはるかに大きい．死は，死のその時が来るまで概念の世界であるのに対して，がん終末期に起こる"立ち上がれなくなった""歩けなくなった"という身体機能の低下は，死を全身で実感するからである．

【がん終末期と健康関連QOL】

　病気になることで，先に挙げた①②のQOLの4つの要因の全てあるいはその一部が低下する．一般的には，病状の進行に伴って身体的な症状が出現したり，心理的な面でも気持ちの辛さが大きくなる．身体機能においても全身の筋力低下に伴い自立した生活行動が困難になったり，社会活動への参加が制限される．

一般に，患者のQOLは疾患の治癒により改善する

　一般医療では，その目標は疾患の治癒であり，疾患の進行の阻止であるが，一義的には疾患の治癒である．したがって病気のために4つの要因に低下がみられても，治療の効果があれば，これらの要因の改善，すなわちQOLの改善がみられる．具体的には疾患の治癒に伴って，身体機能の改善がみられることで生活のあり方が改善し，さらに病状が改善すれば社会活動に復帰するなど罹

病前の原状復帰が可能になる．その結果，心理面，精神面での安定も得られ，スピリチュアリティあるいはその人らしさも，疾患の治癒という目標が達成されることで自然に回復あるいは維持されることになり，満足する形で将来も継続する生が得られる．

がん終末期患者の QOL は低下するのみか？

　一方，がん終末期ケアにおいては，疾患の治癒だけでなく疾患の進行の阻止すら目標にすることができないことが多い．どんなに努力をしても，そして高い水準のケアを提供しても，臨死期に近づくに従って QOL を構成するあらゆる要因の低下が避けられない．特に身体機能の低下（ADL・IADL の縮小），社会面における要因の低下は，現在の医療技術ではいかんともなしがたい．具体的には買い物などの外出が困難になり，さらには家の中での起居動作も困難になってくる．

　身体機能の低下による問題，社会的な問題に有効な対策が立てられなくなった結果，それまでできていたことができなくなるという喪失が連続し，死に至る．このような健康関連（指向）QOL が維持できなくなる厳しい状況の中で，医療の果たす役割とは何か．生を全うし，死のその時がくるまで「満足できる生」を可能にするのは，どのようにすればよいのであろうか．

QOL と健康

　QOL を構成する要因についてもう一歩踏み込んで考える必要がある．QOL を構成する要因一つ一つを取り上げて目標設定をすると，健康な時に限りなく復帰をする，言い換えると原状復帰を目指す方向で各要因が"いかに改善したか"が評価の基準になる．従来は，がん終末期を含めたあらゆる領域で QOL の改善を，健康な身体で，心穏やかで，社会的な活動をしていること，WHO のいう「健康とは，病気ではないとか，弱っていないということではなく，肉体的にも，精神的にも，そして社会的にも，すべてが満たされた状態にあること（日本 WHO 協会訳）」という健康指向を基盤として考えてきたからである．ICF（International Classification of Functioning, Disabilities and Health: 2001 年 5 月に WHO が策定・公表した国際生活期の分類）(文献 17) は，この定義に生活面あるいは社会参加などの機能的な評価を加え，健康定義に生活実感

第 3 章　緩和ケアの医療的視点

を加味しているが，やはり明確に健康であることを指向したツールである．また医療におけるQOL評価の代表的なツールであるSF-36あるいはEQ-5Dは，あくまでも健康関連QOLを基盤にしている．がんが治ることを期待できる状態にある時，あるいはがんが治らないとわかっていてもがんによる全身状態への影響がほとんどなく，比較的長期の予後が期待できる状況では適応できるかも知れない．QOLが健康関連の要因と密接な関わりを持って考えられるというのは，"歴史的宿命"とでもいうべきなのかもしれない．しかし，治らない状況が明らかになって生命が脅かされているがん終末期の患者に対しては，全ての要因を同じように健康関連の視点で改善することを目標にできなくなることは明らかである．したがって，QOLの質の指標として，これらのツールを応用することはできない．

QOLと喪失

このように考えると，QOLを構成する4つの要因は，場面によって，すなわち治らないまでもがんによる病状変化がなくて，それまでと同じような状況であるのか，がんがより進行して死に至る時間がかなり限られてきているのか，という患者の病状によって異なった捉え方が必要になることは必然である．がん終末期の多くの患者に共通にみられる経過として，死の2～4週間前くらいから，今までできていたことが急速にできなくなってくるということがある．この時期になると，疲労感が強くて外出あるいは社会的活動ができなくなったり，さらには立ったり歩いたりができなくなって，患者のごくあたりまえの日常生活・動作が自分の力だけではできなくなるのである．今までできていたことができなくなることがあらゆる場面で起こるという，いわば喪失の連鎖の中におかれ，死に至ることになる．他の疾患と異なるのは，第一にはこうした喪失の連続の直近に死が待ちかまえていることである．第二には，歩けないなどの身体機能の喪失に対して車椅子など福祉用具を勧めることが，喪失感をより強く突きつける結果になり，あらゆる面での喪失を実感している患者に死を強く呼び起こさせ，苦悩を一層深めさせることになるということである．第二の福祉用具についていえば，立ち上がり動作を維持するためにベッドの利用が有効である期間は数日であり，ポータブルトイレが使えるのはさらに短い．もし患者が車椅子の使用を受け入れたとしても，継続的に使うことは難しく，車椅

子に座っている姿勢を保持できなくなり使えなくなる．病院にしても自宅にしても，福祉用具によって生活行動を維持し身体機能の低下を防ぐことを企図した対策をとっても，福祉用具が使えなくなることでさらに喪失感を増幅する結果をもたらすことになりかねない．結論的に言うと，機能維持を企図した対策は困難であり，対策をとり得ないのである．緩和ケアに関わる医療人は，この事実とWHOのQOLの改善というフレーズの矛盾をどう解消するのかの問題解決を迫られることになる．

健康の新たな概念

"原状"復帰を目指す方向での対策ではなく，"現状"を受け止めた対応，発想の転換が必要となる．前述したWHOの健康定義に従うと，がん終末期の患者にとってQOLを構成する要因が満たされることはない．しかし，"あきらめる"と言う表現では，生きることそのものをあきらめることになり，残された時間が少ないとはいえ，前を向いて生きることができない．こうした厳しい状況で失ったものを"あきらめる"のではなく，残されているもの，存在しているものに目を向け，現実を"受け止め，受け入れる"ことができれば，生きる意欲がわき出ることになる．それがその人にとっての健康であると言わずして，何が健康と言えるであろうか．世界的に見ても高齢化および慢性疾患の増加などの疾病構造などの顕著な変化が起こっている中で，オランダのフーバーらが『身体的，精神的，社会的な問題に対して適応し自律する能力が健康概念』"the formulation of health as the ability to adapt and to self manage"（文献18）と新たな健康の定義を提案したことは，終末期の健康，QOLの理解を進める上での大いなる貢献である．

患者が，現状を受け止める場面の一つの具体例を示す．がんの進行に伴って筋力低下が顕著で，歩くことが大変になった時に，排泄は大きな問題となる．この時に周りの人から「トイレは無理だからベッド上での排泄行動を考えなさい」と言われるのは大変辛い．患者自身がトイレに行くためにどうするか，トイレに行かずにどうするかを考え，判断できれば，辛い状況の中でもその人の生活のあり方を"前向きに"変えることができるようになる．どんな状況にあっても"その人として存在できる"ということである．

このように考えることが，前述した「緩和を患者・家族のQOLの向上とし

たため，QOL概念を誤解すると緩和ケアも同時に理解できなくなるという問題が起きている」事態を解決することに繋がる．QOLの評価を患者が医療人から"取り戻す"ために必要なパラダイムシフトといえる．

QOLはその時々の患者の満足度

　近年になってQOLは患者の満足度であり，したがって患者自身が評価することが基本であるという（PRO: Patient Reported Outcome）考え方が定着している．PROとしてのQOLの代表的な指標には前述したSF36, Euro-QOLなどがある．そうした指標の一つであるSEIQoLは評価の要因を患者自身が選択できるという機軸を包含しており，その有用性が期待されている．しかしSEIQoLにしても半構造化面接という限界があり，がん終末期のQOLの指標としては解決するべき多くの問題が残されていて，その評価はまだ定着していない．一方，ケアを提供する側として，QOLの改善を目指す時にPROの評価を念頭におきながらケア提供側の視点を明確にして，ケアのプログラムを組み立てることも重要である．

　こう考えると，QOLの改善あるいは維持を健康関連の項目を用いて考えるとしても，今までの健康指向とは異なる視点で目標を設定する必要がある．がん終末期の患者のQOLは，死までの期間が限られていることを念頭において，そこに至るまでの全体の経過を見通し，その時その時を如何に生きるかという視点が必要である．QOLの改善，維持が，結果として死への道であるとしても，その時その時の満足できる生の積み重ねに意義があるとすれば，がん終末期における喪失の連鎖の中で何を拠り所にできるのか．患者と直接関わる医療人としては，実践的な視点の確立のために，QOLの全ての要因は低下・悪化が避けられないのか，それとも厳しい"現状"を受け止める中でQOLの改善，維持が可能な要因を見いだすことができるのかという問題の結論を，出さなければならない．

【最後まで維持改善が可能なQOL要因】

　身体機能問題，社会的問題については，ある時期からその質を維持することはできなくなることが明らかになった．残りの要因である身体症状の問題，心

理面についてはどうなのかという検討が必要である．身体症状については，がんの進展に従って，あるいは治療の併発症として，ほとんどの患者が変化として実感するものである．がんの進展に伴って生じる苦痛症状は避けることができないが，苦痛症状がいかなる状況においてもたらされたものであっても，呼吸が止まるその時まで，和らげることは可能である（第4章「耐え難い苦痛」参照）．

がんと診断され，治療を受け，終末期に至る様々な過程において，心理的苦痛は必然であり，がん患者のほとんどが避けることができない．心理的苦痛の原因は，がんという病気になったことそのもの，現実の問題として死に直面すること，前述の身体的苦痛によるものなどと共に，がん治療あるいは療養の過程で関わる人（ケアチーム，家族など）とのコミュニケーションの"ズレ"など多岐にわたる．しかし，がんの浸潤による侵害受容性疼痛とか神経障害性疼痛などと違い，がんそのものが心理的な苦痛・苦悩をもたらす物質を出したりするわけではない．がん終末期のどのような状況においても，その心理的な苦痛・苦悩の悪化を防ぎ，改善を指向することが可能である．

結論的にいうと，QOLを構成する要因の中で，ケアによって最後まで改善可能な要因は身体症状（苦痛），心理面の問題（苦悩）である．したがって，精神的・身体的な苦痛症状の緩和についてのアプローチを徹底することが，終末期の緩和ケアの基軸となるものであり，QOL改善のためのケアの基本的な視点といえる．この二つの要因はそれぞれ単独で成り立つが，互いに密接に関連している要因であるし，身体機能の低下，社会的喪失に対するケアにも関わるものである．

このような視点でのケアが適切に成された結果，何がもたらされるのか．この議論の出発点であるQOL改善の"改善"とは何かである．論理の飛躍があることを恐れないでいうと，ここで先ほど別の位置づけが必要となったスピリチュアリティとの関わりを考える必要があり，あるいは考えなければならない．

スピリチュアリティ

スピリチュアリティは通常の医療において問題になることはなかった．医療が発展途上にあり，急速に進化している時には，イヴァン・イリッチがいうように"病院は人々を集団的な拘束状態におき，患者個々人に向き合うことなく

一律に提供が可能な科学的処置を行う能力に長けている．しかし，死生の危機に向き合う個々人の全人的なケア，とりわけ実存的な関心やスピリチュアルなニーズに対するケアの能力は欠如していた．医療の拡充が進み，個々人の生活がいよいよ医療に依存する度合いを深める"という過程を歩んできた（文献 19）．イリッチはこれを「医療化」と呼び警鐘を鳴らしたが，「医療化」への歩みに疑問を持つ声は大きくならなかった．この傾向は医療の急速な進歩，高度化のただ中で一層強まってきている．しかし一方では，今日の長寿高齢化社会，いわゆる超高齢化社会が現実となっている中で，変化の兆しが見られるようになってきている．感染症からはじまり高度救命救急医療に至る，いわゆる急性期医療よりも，がんあるいは難病などの亜急性，あるいは慢性疾患の比重が高まると共に，島薗が述べる"新たにそこからはみ出す個々人の実存的次元，スピリチュアルな次元が浮上してきて，死をめぐる文化運動の一部を構成するに至った"（文献 20）事態に表現される要因の重要性が，いやおうなく増してきたのである．

スピリチュアルペイン；スピリチュアリティの喪失

　がん終末期の緩和ケアにおいては，スピリチュアリティの問題をどう位置づけていくかが大変重要になる．スピリチュアリティという言葉は日本ではあまりなじみがなく，霊的と邦訳されるように宗教的，特にキリスト教文化のにおいを強く感じる．窪寺は「スピリチュアリティとは人生の危機に直面して生きるよりどころが揺れ動き，あるいは見失われてしまったとき，その危機状況で生きる力や，希望を見つけ出そうとして，自分の外の大きなものに新たなよりどころを求める機能のことであり，また，危機の中で失われた生きる意味や目的を自己の内面に新たに見つけ出そうとする機能のことである」と定義している（文献 21）が，"大きなものに新たなよりどころを求める"という表現に宗教的な意味合いを強く感じるのは，筆者の先入観念が強すぎるからなのか．

　一方，村田のスピリチュアルペインの定義（文献 2）である"自己の存在と意味の消滅から生じる苦痛"の文言は，その意味がわかりやすく，実践の場面での行動の基軸となる．人は死を実感することにより，逆に生を強く意識することになる．ここで改めて「生きていこう」とする強い思いがわき出てくるのだが，現実の厳しい状況との落差に大きく苦悩するのである．これがスピリチュ

アリティの喪失であり，スピリチュアルペインといえる．

日常の中にある"生きる意味"

　喪失感のところでも述べたが，医療スタッフあるいは家族などは"トイレに行けない""風呂に入れない"ことなどに患者が苛まされることを，小さなことであると考えがちであるが，逆にそのような小さなことで生きている意味を見いだせなくなるのが人間である．したがって，このような視点の重要性を認識したケアが必要となる．それまで生きてきた人生において，自分以外の大きなもの（例えば神）を持たないできた人は，生活が成り立つ一つ一つのことをどう解決していくかが非常に重要となる．子供は母親の腕の中で安心して眠る．自身の問題を自身で解決できなくなったときに，日本人は自分以外の大きなよりどころを何に求めるのであろうか．母親的な何かがあるのだろうか．この問題に緩和ケアがどう関わるのかという問題を設定し，そこから何らかの糸口を探ることが要請される．確かなことを一つだけあげると，それは医療を基軸とした自律支援である．

スピリチュアリティの指標

　緩和ケアの領域において，スピリチュアリティは語感としての違和感はないが，何を意味するのかという説明をしたり，多くの日本人に受け入れられる形で定義をしたりすることは難しい．また，緩和ケアという医療提供の質の評価に関わる言葉としても，生物学的な評価で積み重ねられている一般医療の感覚からすると，その位置づけに大きな戸惑いを隠せないし，具体的な指標となり難い．疾患の治癒が期待できない状況を認識し，死が間近に迫っていることを実感した時に，人は何に価値を見いだすのだろうか．疾患を治すこと，進行を食い止めることができない時に，医療提供の質を疾患の病態のあり方に求めることは大きな問題ではなくなる．疾患を持っている人の固有の価値観が評価の基盤になることが必然的に導き出されるし，そうせざるを得ない．身体的な基盤が揺らぎ，死に直面するという極限状態の中で重要なことが，その人の持っている固有の価値観であるとするならば，その根幹には精神の基盤，精神性があるということができる．言い換えると，その人であること，その人であることを失わないことである，と言い切るのは飛躍が過ぎるであろうか．

第3章　緩和ケアの医療的視点

疾患の治癒に匹敵する"その人であり続けること"

多くのがん終末期の患者にとって，最後まで自分自身の判断力，認知力を維持すること，自身を維持し，見失わないでいること，その人がその人であり続けることは，多くの人が考えている以上に困難である．判断力，認知力が低下すること，あるいは判断力，認知力を失うことは，その人の精神の基盤，精神性が障害されることであり，その人がその人でなくなることを意味する．人は最期を迎えるその時まで，その人つまり自分自身であり続けたいと思う．自身のアイデンティティの維持確立に究極の価値を見いだす．そしてこのことが「生きる力の」源になる．"スピリチュアリティとは自らのアイデンティティに関わるもの"（文献20）という考え方に立つと，緩和ケアにおいて身体的・心理的ケアの質的評価は，最終的には"その人自身が保たれること，アイデンティティを確固として確立すること"，あるいは"精神のありよう，その人らしさを維持する"ということになる．もちろん一般医療においても「精神のありよう，その人らしさ」は，重要であり，医療の基本であることに変わりない．しかし，繰り返し述べることになるが，一般医療は，その目標は第一義的には，疾患の治癒である．前述したように健康関連QOLの改善・維持は，「疾患の治癒」という目標を達成するに伴い得られる．一方，疾患の治癒が目標にならない緩和ケアでは，"最後までその人であり続ける""その人のアイデンティティを確立し続ける"ことが，"疾患の治癒"に匹敵する．

【アイデンティティを維持するためには】

緩和ケアの目標が"その人自身が保たれること，アイデンティティを確固として確立すること"だとすると，次に緩和ケアの提供を医療的視点でどう具体化するかが問われてくる．がん終末期緩和ケアにおいては，「症状緩和」と「精神のありようとしてのその人らしさの維持」は相互に関わり合うものだが，症状緩和がなされれば「その人らしさ」が良い形で維持できるというわけではない．症状緩和は「その人らしさ」を維持あるいは回復するための一つの要因で，極端な言い方をすると，症状緩和がなされなくても，その人らしさの維持・回復はあり得る．逆にその人らしさが危うくなるということは，理性的な能力が低下することをも意味するので，痛みなどの身体症状の苦痛に対して感情的に

対応することが多くなる．がん終末期の身体的な苦痛に対して感情的な面での対応が大きくなると，痛み・呼吸困難などの苦痛を受け止める力が弱くなる（苦痛を感じる閾値が下がる）．死あるいは死に至る過程に対する怖れ，不安が大きくなり，いわゆるパニックに近い状況になる．この延長上に耐え難い苦痛が待っている．"その人らしさ"の維持は，生きる源として重要であるばかりか直面する問題に対する理性的な対応を可能にする．それは，身体症状を受け止める力を増強（苦痛を感じる閾値が上がる）し，QOL改善に資するのである．

次に，その人らしさ，アイデンティティの確立が緩和ケアの目標となるためには，その評価要因としての具体的な表現は何であるか，ということを明らかにする作業が必要となる．

言語によるコミュニケーション

アイデンティティという言葉は抽象的な概念であり，具体的な要因として表現しなければ評価ができない．身体機能を失ったがん終末期の患者がアイデンティティを維持確立していることで可能になる表現の一つが精神性であり，その具体的な行動が言語によるコミュニケーションということができるのではないか．コミュニケーションの問題を考える時には，そのとり方・とられ方が重要で，医療チーム・家族をはじめ，関わる側が患者の身体的・精神的な能力に応じてコミュニケーションのとり方を工夫できれば，ほとんどの場合，患者は呼吸が止まる最期の時まで，言語によるコミュニケーションが可能である（第2章参照）．言語によるコミュニケーションが可能ということは，その人らしさを維持していることであり，緩和ケアの質を評価する具体的な要因になりうるといえる．言語によるコミュニケーションは，人間としての最大の特質であり，人として保たれている一つの証でもある．

がん終末期緩和ケアにおいては，この「その人らしさ」に対するケアが極めて重要であり，「その人らしさ」に対するケアの表現である言語によるコミュニケーションをいかに維持・継続するかが，QOL改善のための緩和ケア提供の基本とならなければならない．

がん終末期の患者が健康関連QOLを維持できなくなる状況は，死を直近のものとして実感する場面でもある．自らの意思ではない忌避すべきものとしての死を実感した人が，"精神のありよう，その人らしさを維持する"ことは容易

ではない．がん終末期の患者の心情は，断崖絶壁に立たされた極限状態にあると言っても過言ではない．恐怖に苛まされながら，理性を保ち，感情を抑制し，必死に自身を保とうとしているがん終末期患者がパニックになることを防ぐ手だてはあるのか．

患者の求めに応じたコミュニケーション

　がん終末期の患者は，痛みがあると，がんの転移が広がっているのではないか，死ぬ時までにこの痛みはどれほど強くなるのかと思う．息苦しいと感じると，このままもっと苦しくなって呼吸が止まるのではないかと怖れる．足腰の力が落ちると，寝たきりにはなりたくないと，必死の思いで歩こうと頑張る．転倒すれば，とうとう歩くこともできなくなった，もうおしまいだと強い衝撃を受ける．がん終末期の患者は，症状あるいは身体的な変化の一つ一つに衝撃を受け，何が起こっているのか，自身が今どこに立っているのかを必死に探っている．そのためケア提供者は，患者にとって厳しく辛い話であっても，患者自身が求める事実の持つ重要さから目を背けてはならない．患者の求めに応じたコミュニケーションおよび事実に基づいた情報提供がなされなければ，患者は自身の考えを整理して，自身の立つ位置すなわち自身の存在を確認することができない．家族・医療側が患者本人に辛いだろうとおもんぱかって事実を伝えないと，患者は自分自身の基盤を確認できないことに加えて，状況を共有できない人間関係の中におかれ，孤独感に襲われる．事実に基づいた話ができないタブーが多い人的環境の中で，患者は求める情報を得られないために，言葉数は少なくなり，ついには言葉を発することをしなくなる．必然的に理性的に判断したり，認知したりする能力が低下し，感情的な対応をするようになることで，自身を見失い，アイデンティティを維持できなくなる．

　反対に，自身が今どこに立っているのかを必死に探っている患者の気持ちに気づき，患者の求めに応じて必要なコミュニケーションをとり，情報を提供できれば事態は大きく変わってくる．患者自身が自分の状況がわかり，病状の変化に対応でき，死は避けられないとしても生き方などについて自身で判断し決められ，理性的な判断力は維持されるため，関わる人との言語によるコミュニケーションを継続できる．言葉によるコミュニケーションがあれば，患者は辛い気持ちを話すことができ，精神心理的な重圧・苦痛を緩和することが可能に

なる.

自律支援；患者の自己決定を支える

　私たちは，このような視点に立って，患者自身のアイデンティティを維持できるようなケアを提供する基軸として，「自律支援/自己決定の支援」が最も重要と考えている．ここで言う自律とは，自身の状況がわかり，自身の価値観に基づいて判断し行動するということであり，"自立"とは異なる．

　「自律支援/自己決定の支援」とは具体的にどのような支援なのか．一般の医療において行われる情報提供は，インフォームド・コンセント（Informed Conscent）というように，疾患・治療について医療側が伝えたいこと，伝えるべきことが中心である．そうした疾患の治療に必要な説明と同意ではなく，患者が自身のこれからを考えるために必要な情報である．がん終末期の患者に関わる時に必要なコミュニケーション，情報提供は患者側の視点に立った，患者が必要とする情報であるべきであり，患者自身の「求めに応じる形」でなされる必要がある．がん終末期における情報提供のあり方，とくに情報提供のベクトルがどこからどこに向かっているのかということが，患者のQOLを改善する上できわめて重要になる．

コミュニケーションのベクトル

　症状の起こる理由の説明や，緩和の方法などの情報を提供する場合も同様に，患者が「求めに応じる形」でなさなければならない．たとえば，痛い，苦しいという症状の強さ，辛さは患者が決めるものであり，この点については医師・看護師あるいは家族であっても，自分の価値判断でやりとりを進めることはできない．医療側から発するベクトルで患者に指示するのではなく，患者が痛みをどう感じ，どうしたいのか，どうして欲しいのかという患者の話/語り（narrative；以下ナラティブ）を医療側が受け取って，患者が理解・判断できる形で応えることがきわめて重要である．

　緩和ケアにおいて情報を提供する際のコミュニケーションのあり方は，"疾患の治癒を目指し，健康関連QOLの改善を最後まで追求できる一般医療の視点とは異なる"というコミュニケーションのベクトルの違いを明確に認識することが，緩和ケアの基盤である．

緩和ケアの概念が確立していなかった，あるいは一般に認識されていなかった時代においては，ほとんどの患者は，パターナリズムという言葉に象徴されるような医療側の一方的な，しかもきわめて不十分な情報環境の中にいた．しかし近年，インフォームド・コンセントという言葉が使われるようになり，パターナリズムに対する批判的な認識が大勢を占めるようになった．ただし，インフォームド・コンセントという言葉に底流しているのは，説明と同意という邦訳に表現されているように，医療側が伝えたい，あるいは伝えなければならない情報を提供するという医療側から患者側に向かうベクトルである．インフォームド・コンセントは，疾病の治癒を通して救命を図るという医療，救命救急の医療をはじめとした一般医療では必要であるし，やむを得ない部分も多い．しかし，疾病の治癒という"包括された患者の求め"に応じる一般医療のモデルは，がん終末期には適応されないのである．疾病の治癒が不可能ながん終末期医療においては，"包括された患者の求め"を担いきれないからである．

患者の語り"ナラティブ"からケアが始まる

　疾患の治癒が成立しない場面での情報提供のあり方は，当然一般医療とは異なるべきである．しかし緩和ケアの実際の場面においても，インフォームド・コンセントに繋がる手法が一般的に行われているのが残念な現実である．患者の苦悩がコミュニケーションの"ズレ"によって引き起されることを見てきたが，苦悩を緩和し満足度を高めるということは"ズレ"を小さくすることにほかならない．がん終末期の緩和ケアは患者の思いに沿うことであり，思いを表現した患者の語り/ナラティブに応じたケアが必然の帰結である．このことは患者のナラティブがケアの始まりであり，緩和ケアの基盤はNBM（Narrative Based Medicine）であることを意味している．

　苦痛症状の緩和に関してみると，成書には患者の評価がゴールドスタンダードとあるが，筆者は実際のコミュニケーションのあり方，評価の方法に問題が多いと考えている．筆者は痛みの評価をSTAS-Jで行っているが，他の痛みの評価スケールを例にとってみてみる．痛みの評価スケールはVAS（Visual Analogue Scale），NRS（Numeric Rating Scale），FPS（Face Pain Scale）が多く用いられている．確かに患者自身が痛みの評価をすることに大きな意義はあるが，それを数値化，図式化することで数値，図が一人歩きすることにな

る．痛みのスケールが3ならば何もしないで様子を見ていこうとか，7だから薬を増やすとか，機械的な対応になる．患者が3や7という数字で痛みの強さを表現することで，痛みをどう受け止めるのか？　痛いことで患者は何をすることに困り，それをどう感じるのか？　という患者のナラティブ，いわば情動の評価がまったく欠落してしまう．一方患者は数値をいくつにするかということに気をとられてしまい，痛みの原因，対策に考えが及ばなくなり，患者の自由なナラティブが制約され医療者まかせになる．疼痛緩和の治療から，全人的ケアつまりトータルペインの視点が欠落することになるのである．また，スケールをつけることによって患者は痛みに関心を持つようになり探索し，痛みを必要以上に意識をして，痛み以外のその人故の気がかりが薄らいでしまう．痛みに対する怖れが知らず知らずに醸成されるという側面も否定できない．結果として，他の気がかりが解決されないままで，麻薬の使用量が増えたり，疼痛緩和がうまくいかなくなったりする状況が生まれることになる．

耐え難い苦痛とコミュニケーション

　本書の重要なテーマである"耐え難い苦痛"の出現と，情報提供をする際のコミュニケーションのあり方とは，密接な関係がある．医療側の情報提供を元に辛い試練に耐え，結果として成果の得られない現実に直面し，死の恐怖と戦っている患者にとって，コミュニケーションのベクトルの違いは大きい．医療側のコミュニケーション技術の不足が患者を苦しめるのであるが，苦悩が本格化するのは終末期に至ってからではない．抗がん治療中から継続している問題であり，特に抗がん治療の効果に疑問を持ち始めたり，抗がん治療の効果を実感できなかったりした場合には，この思いが顕著になってくる．このような抗がん治療中の医療者の関わり方によって，精神的に追い詰められている患者は多く，がん終末期の患者の状況にきわめて大きな影響を及ぼしている．

　第1章で示した自験例をふり返ると，患者のアイデンティティが失われる過程は共通している．逆に，そのような経過をたどらないようにする対策を立てることができれば，アイデンティティを最後まで維持することができる．

　患者の自律を支援し，自己決定を可能にするためのキーワードは，患者の求めに応じた事実に基づくコミュニケーション，言い換えるとNBMである．患者の自律支援・自己決定の支援ができれば，がん終末期の患者は，死が訪れる

最期の時までアイデンティティを保つことができる．

　以上を総括すると，がん終末期における苦痛症状の緩和は可能であり，症状緩和の基本は，① 苦痛症状そのものに対する薬物などの直接的な治療，あるいは ② 苦痛症状の緩和を妨げ，あるいは増悪させていることに関わる心理・社会的な対応，を適切に行うことである．

　以下では，本書の主題である鎮静に関わる問題を，緩和医療学会のガイドラインをなぞる形で検証したい．

第4章　耐え難い苦痛

　耐え難いと感じる苦痛の程度は人によって異なり，主観的なもので数値化できるものではない．したがって，耐え難い苦痛の定義も漠然としたもので，定義するのは難しいし，必ずしも共有されているわけではない．しかし，耐え難い苦痛という概念を明確にしなければ，今までの記述も危うくなるし，これからの議論が進まない．緩和医療学会の鎮静ガイドラインに書かれている"耐え難い苦痛"の定義に沿って議論を進めることが，本書の目的に沿っていると考えるので，少し長いが引用する．

【鎮静ガイドラインに書かれている"耐え難い苦痛"】

　耐え難い苦痛は「3. 治療とケアの実際 1. 医学的適応の検討　1. 耐え難い苦痛の評価・内容」および「2. 治療抵抗性の定義・評価」の中で以下のように記述されている．

1．耐え難い苦痛の評価・内容
1）評価；①患者自身が耐えられないと表現する．あるいは，②患者が表現できない場合，患者の価値観にてらして，患者にとって耐え難いことが家族や医療チームにより十分推測される場合に，苦痛を耐え難いと評価する．
2）内容；鎮静の対象になりうる症状は，せん妄，呼吸困難，過剰な気道分泌，疼痛，嘔気・嘔吐，倦怠感，痙攣・ミオクローヌス，不安，抑うつ，心理・実存的苦痛（希望のなさ，意味のなさなど）などである．ただし，不安，抑うつ，心理・実存的苦痛が単独で持続的な深い鎮静の対象症状となることは例外的であり，適用の判断は慎重に行うべきである．
2．治療抵抗性の定義・評価
1）定義；①全ての治療が無効である，あるいは，②患者の希望と全身状態か

ら考えて，予測される生命予後までに有効で，かつ，合併症の危険性と侵襲を許容できる治療手段がないと考えられる場合，苦痛を治療抵抗性と評価する．

2）評価；治療可能な要因について，原因治療，対症療法，および，寄与因子（苦痛を耐えやすくする，あるいは，耐えにくくする心理・社会的・環境要因），それぞれについて検討する．

　　十分な評価，治療を行わずに治療抵抗性であるとしてはならない．

　　苦痛の治療抵抗性が不明瞭な場合，期間を限定して苦痛緩和に有効な可能性のある治療を行うこと（time-limited trial）を検討する．

　　資料1に鎮静の対象となりうる症状に対する代表的な治療を列記する（本書では略）．このチェックリストにすべての治療が網羅されているのではない．また，鎮静を行う前に以下の全ての治療が行われていなければならないことを示すものではない．

【耐え難い苦痛に関するガイドラインの問題】

　この記述には大きな問題がある．耐え難い苦痛を誰が判断するかという視点が曖昧で，その掘り下げが不十分である．耐え難い苦痛は患者自身が感じるものであるので，患者自身の思い，言葉がゴールドスタンダードであり，もっとも重要視されなければならない姿勢が明確になっていない．患者が表現できない場合という前提はあるが，結果としては家族・医療チームの推測を患者の訴えと同等に扱っている．家族・医師が耐え難い苦痛の評価を患者の価値観に従ってできるということは，家族・医療チームの推測が患者の評価と同じか，それほどの違いはないということが前提である．ここで，第1章で述べた"耐え難い苦痛をもたらす要因は，がんの進展などの身体的条件だけではなく，患者の思いとの"ズレ"あるいは患者とまわりの関係性にある"ということを思い起こして欲しい．"家族・医療チームが耐え難い苦痛の判断をすることができる"としていることに大きな問題がある．患者と家族・医療チームとの感じ方に"ズレ"がないということを前提にしている．"ズレ"がなければ，逆説的ではあるが，そもそも耐え難い苦痛は起こらない，というのが論理的な帰結になる．この「医学的適応の検討1. 耐え難い苦痛の評価・内容」および「2. 治療抵抗性

の定義・評価」で耐え難い苦痛を表現するためには，そこに緩和ケアの本質に関わる問題が内在することに着眼しなければならない．そうでなければ，この文言そのものが空虚になってしまう．

　さらに付け加えると，ガイドライン全体を見渡しても，耐え難い苦痛に関する論議は，それまでに提供された医療は適切であったことが前提になっていて，内容を検証し，評価するという作業が行われずに，それまでの医療が患者に耐え難い苦痛を与えることになった結果を仕方がないこととしている．このことは，耐え難いという言葉と治療抵抗性を使い分けていることで，提供された治療には問題がないことを前提にしているかの表現に象徴されている．耐え難い苦痛という結果をもたらした際に提供された緩和ケアの過程については，何一つ言及していない．

【緩和ケアの質と耐え難い苦痛】

検証されていない"治療抵抗性の耐え難い苦痛"

　治療抵抗性の定義・評価は，こうした問題点の掘り下げが不十分なままに記されている．治療抵抗性と認識するためには"① 全ての治療が無効である"とは何を意味するのかを明らかにする必要がある．また，"② 患者の希望と全身状態から考えて，予測される生命予後までに有効で，かつ，合併症の危険性と侵襲を許容できる治療手段がないと考えられる場合"とは，誰が考えるのか．それぞれのチームごとに規定するのか，一定の統合した機関で規定するのかという問題が残る．仮にこの定義を認めたとしても，鎮静という行為の重要性を考えたときに，治療内容，つまり2)の評価の項で掲げてある"十分な評価，治療を行わずに治療抵抗性であるとしてはならない"にある"十分な治療，評価"とは具体的にどのようなことなのかについての十分な検証が必要である．検証の内容は，苦痛症状を事実に基づいて表現し，提供した治療の内容および評価を客観的に明示し，批判に耐えるものでなければならない．その上で検証の目標は，鎮静と耐え難い苦痛が不要になるよう緩和ケアの進化に資するということである．鎮静という行為を実行した症例について，一人一人"全ての治療が無効である""許容できる治療手段がない"という内容の検証を真摯に行えば，鎮静に至った経過の問題点が明らかになり，緩和ケアの質の向上に寄与し，結

果として鎮静という行為に至る症例を激減させることに繋がるはずである．治療抵抗性の問題を考える時の最大の課題は，ケアの質である．ケアの質を評価する要因，指標が共有されていなければ，治療抵抗性といっている根拠が確固たるものとはいえず，時には恣意的なものになる可能性が大きい．結論的に言えば，治療の方向性に誤りがあれば，この治療抵抗性という言葉は何の意味も持たない．筆者があえてこのような厳しい言い方をするのは，筆者の経験では，あらゆる手段を講じても"症状の緩和ができない"という治療抵抗性の定義に該当する状況になった患者は，いなかったからである．

　ガイドラインでは，苦痛症状として，「せん妄（痴呆に伴うせん妄など臓器不全を伴わないせん妄は除く），呼吸困難，過剰な気道分泌，疼痛，嘔気・嘔吐，倦怠感，痙攣・ミオクローヌス，不安，抑うつ，心理・実存的苦痛（希望のなさ，意味のなさなど）など」をあげている．その上で，これらの苦痛症状に対する対策についても言及している．対策としてあげているのは，症状に相応した薬物の使用が中心である．確かに想定できる苦痛症状を網羅しているが，これらの症状が，ここに書かれている対策を講じたり，症状緩和のテキスト(PEACE)（文献5）などに従った治療をしても緩和されない原因を検討する作業にまで踏み込まなければ，鎮静を行うに値する耐え難い苦痛症状と判断する根拠は脆弱になる．耐え難い苦痛症状に関する検証については，本章でも後述するが，がんの痛みについて論じた第2章でも少し触れている．

耐え難い苦痛は必然なのか

　問題の本質は，耐え難い苦痛が生ずるのは本当にやむを得ないことなのか，がんという疾患がもたらしている避けることができない事態なのかを真摯に検証することである．筆者は，ガイドラインが耐え難い苦痛の"内容"として示した項目は全て，耐え難い苦痛にならないようにする対策が立てられると考えている．しかし，このガイドラインの文章を読んだ多くの人（医療関係者，一般市民に関係なく）が，"がんは辛くて大変な病気であり，耐え難い苦痛はがん終末期では避けることができない，仕方がない状況である"という認識を変えない限り，ガイドラインに従った鎮静という行為に何の違和感も持たずに同意することはやむを得ないことである．問題は，日本緩和医療学会という緩和ケアの日本における最高権威を持つ学会のガイドラインでこのような取り上げ方

をされている，という点である．しかも鎮静という緩和ケアの本質に関わる，きわめて重要な課題に関してなのである．緩和ケアのアイデンティティに関わる話である．筆者は，「痛い，痛い」などの言葉を発して，WHO方式に従った鎮痛剤の投与を行っても痛みが緩和されず，耐え難い痛みを経験していると思える患者に少なからず遭遇してきたし，これからも診療をすることになると考えている．痛みを訴える患者の診療を通して，患者の苦痛は決して耐え難い苦痛あるいは治療抵抗性ではないし，質の高い緩和ケアの提供があれば，耐え難い苦痛に繋がるものではないという認識を持つようになったのである．患者が発する身体的な苦痛の表現は，純粋に身体的な痛みのみの場合には，WHO方式に照らして薬剤の種類あるいは投与方法を変えるなどの工夫を加えれば，ほとんどの痛みは緩和される．

【耐え難い苦痛に込められたメッセージ】

　WHO方式に従った鎮痛薬の使用によっても痛みが緩和されない場合は，痛みが当該症状に対する薬物（鎮痛剤）だけでは解決できない"何か"があるということである．その"何か"にたどりつければ，その問題を解決することを通して，多くの「身体的な苦痛」が緩和される．その"何か"に治療抵抗性の身体的苦痛の本質がある．「痛い，痛い」と患者が発する言葉の背景には，患者自身の強いメッセージ（薬物だけでは解決できない"何か"）を伴っている可能性が高い．（拙著「がんの最後は痛くない」「もしもあなたががんになったら」を参照していただければ幸甚です．）

　総論であれば，全人的なケアが必須だということに対立は起こらない．具体的な解決策の検討になると，薬物の選択など限られた議論になり，全人的な視点から遠ざかることで，結果として耐え難い苦痛に繋がっていく．筆者は痛みなどの身体的な症状は，患者その人の存在がこの世からなくなることに比べれば"大きな問題ではない"（あえて刺激的な表現をした）と考えている．症状緩和のために鎮静という手段によって患者の意識を取り除かなければならない事態になるのは，患者を前にした時の実践的なプログラムの深化がないことの結果であると考えている．緩和ケアの本質である全人的なケアをどう具体化するかということこそ，緩和ケアの本質的な視点なのである．全人的ケアが実践の

場で具体化されれば，まさに痛みの問題は多くの苦痛症状の単なる一要因でしかないということになる．

　くりかえすと，緩和ケアが全人的なものに基盤をおくのであれば，これらの"痛い""苦しい"などをはじめとする言葉の背景にもう一歩踏み込んで，対応しなければならない．スピリチュアルペイン，トータルペインに対して，全人的ケアを提供すると唱えるだけでは，苦痛症状の緩和にはならない．

　第1章の症例の提示あるいは第2章のがんの苦痛症状の緩和の実際で見てきたように，全人的ケアの概念を実践の診療の中で具体化できれば，多くの問題は解決する．

　以上によって，緩和ケアの重要な問題である耐え難い苦痛の実像およびその対策を見てきて，ほとんどの苦痛症状が緩和できることを実証できたのではないか．であれば，本書の目的である鎮静の論議は不要になる．しかし，だからこそ今までの議論を頭において，改めて鎮静の問題を考えていくことは大きな意義がある．

第5章　鎮静ということ

　鎮静は本来，高ぶった気分などを，鎮め落ち着かせる，和らげるという意味である．従来，鎮静という医療は，パニック障害，不安障害などある種の精神疾患の患者に対する，不安感・恐怖感・興奮を和らげることを目的とした治療に用いられてきた．歯科治療や内視鏡検査・治療において，あるいは手術前の患者の不安を鎮め，必要な診療行為をする際にも用いられている．
　しかし，本書の主題である鎮静（セデーション）という言葉は，これらとは少し異なり，意識を低下させて，がん終末期の患者の苦痛症状を緩和することを目的に行われる診療行為を意味している．鎮静はがん終末期の緩和ケアの治療行為として正当化されているのだが，鎮静という言葉をこのような意味合いで使うことは，医療関係者を含めて，国民の多くに知られていない．本書は，鎮静は緩和ケアにおける診療行為として正当性を持ちうるのかということを主要テーマとし，緩和ケアの本質に迫ることを目的としている．
　鎮静という言葉の意味を正確に捉え，共有する必要がある．日本緩和医療学会で制定した，「苦痛緩和のための鎮静に関するガイドライン」の記述を引用して，緩和ケアにおける鎮静の意味を確認し，その定義に従って本論を進めることとする．

【鎮静のガイドラインに記述されている"鎮静"】

　日本緩和医療学会の"鎮静に関するガイドライン"（文献22）では鎮静を次のように定義している．
1）苦痛緩和を目的として患者の意識を低下させる薬物を投与すること，あるいは
2）苦痛緩和のために投与した薬物によって生じた意識の低下を意図的に維持すること．
　また，鎮静の実施方法を，その様式，鎮静の深さによって，次のように分類している．

(1) 鎮静様式
　　持続的鎮静：中止する時期をあらかじめ定めずに，意識の低下を継続して維持する鎮静
　　間欠的鎮静：一定期間意識の低下をもたらしたあとに薬剤を中止・減量して，意識の低下しない時間を確保する鎮静
(2) 鎮静水準
　　深い鎮静　：言語的・非言語的コミュニケーションができないような，深い意識の低下をもたらす鎮静
　　浅い鎮静　：言語的・非言語的コミュニケーションができる程度の，軽度の意識の低下をもたらす鎮静

ガイドラインのもつ危険性

　医療行為として正当化できるかどうかで問題になる鎮静は，鎮静様式・鎮静水準の分類から導き出される"持続的な深い鎮静"である．

　現在，日本の緩和ケアおける鎮静に関する理解は，日本緩和医療学会のガイドラインによって策定された定義に基づいている．本来，このガイドラインは，緩和ケアの現場における，鎮静剤・鎮痛剤の過剰投与あるいは安楽死に至るような症状緩和の方法，あるいは持続的な深い鎮静の乱用などの抑止を目的としたものであることは理解できる．2010年の本ガイドライン改訂版での適応に「緩和ケアチームもしくは緩和ケアに習熟した医師の診療・助言のもとで診療を行っている医療チームを本ガイドラインの使用者とする」という項目を付け加えて，乱用に対する予防策を講じたように見える．しかし，ガイドラインは，作成の意図がどうあれ，時間の経過と共により安易に運用される危険性がある．ガイドラインが定着することで，患者の苦痛を緩和することに難渋したらガイドラインに従った方法を積極的にとりなさい，というベクトルが働くという側面を持つことが避けられない．ガイドラインが，苦痛症状を緩和することの困難さを打開する方法として鎮静を位置づけている限り，ガイドラインが意図する"鎮静の乱用を防ぐ"ことが困難であるという皮肉な結果をもたらすことになる．鎮静がやむを得ずとらざるを得ない最終的な方法であるという点は，緩和ケアに関わる多くのスタッフには共有されているはずである．であれば，鎮静のガイドラインは，ガイドラインそのものが持つ使命として，鎮静という方

法をとらないですむような対策をも明示することが包含されていなければならない．そのためには，医療チームが自ら提供するケアの内容を厳しく検証したり，鎮静に至った経過について厳しくふり返って総括する姿勢が求められる．現実にはこのような指向性がみられないガイドラインによって，多くの臨床医・医療従事者が鎮静という手技を緩和ケアの一つの技術として認識する．現実に，本邦における鎮静実施率が高い（後述）ことに驚くと共に，日本の緩和医療界が鎮静実施率の高さを問題にしないことに不思議な感じを持つものである．

　ガイドラインの文言をそのまま引用すると（P53），"医療における一般的な倫理原則として，自律性原則，与益原則，無加害原則，正義・公平の原則が挙げられる．自律性（autonomy）原則とは，「患者の自律的な意思を尊重するべきである」という原則をさす．与益（beneficence）原則とは「患者の利益になるようにするべきである」，無加害原則（non maleficence）とは「患者に害を加えないようにするべきである」，正義・公平（justice/equality）原則とは「社会的公平を保つべきである」という原則をさす"としている．

倫理的基盤の正当性

　まずなされなければならないのは，① 緩和ケアそのものに，この医療原則に即した実践プログラムが示されているかどうかを見直すことである．特に緩和ケアの実践の中で，自律性原則が貫徹されていれば，鎮静が必要な状況になることはないと断定できる．次に，② 医療倫理的な基盤の是非を論じることは緩和ケアにおいては特に重要であるが，そのためには終末期緩和ケアの医療としての位置づけ，鎮静を緩和ケアの視点で見たときの妥当性について検証する必要がある．二つの要因を検証する中で，終末期緩和ケアの医療的な意義を明らかにすることにある．鎮静について終末期緩和ケアの視点でみた時の課題としては，① 終末期緩和ケアにおける鎮静の意味とは何か，② 医療的にみて現行のガイドラインで鎮静の目的である耐え難い苦痛の緩和ができるのか，③ 鎮静を行う前提になっている「耐え難い苦痛」とは何か，があげられる．

　先に，鎮静が医療行為として正当化できるかどうかで問題になるのが"持続的な深い鎮静"である，と述べたが，筆者は"浅い鎮静"に対しても批判的な立場である．

以下では，浅い鎮静，深い鎮静についてそれぞれ論じる中でこれらの倫理的要因についても検討した後に，安楽死問題に触れたうえで，持続的な深い鎮静を中心に，鎮静に関わる医療的な問題について掘り下げていきたい．

【浅い鎮静】

コミュニケーションができる程度の意識の低下とは？

　浅い鎮静はガイドラインによると，"言語的・非言語的コミュニケーションができる程度の，軽度の意識の低下をもたらす"とある．筆者は，意図的に意識を低下させるという行為自体は，意識レベルの程度に関わりなく賛成できないが，コミュニケーションができるということは意思表示ができるということであるから，間欠的に行われるのであれば倫理的な問題が発生するとは思えない．あえて鎮静という言葉を使ってガイドラインに組み込む必要はないのではないか．使用する薬剤そのものが倫理的に問題だという認識なのか．一定程度であっても意識を低下させることを企図することが問題なのか．それとも深い鎮静を前提として考えるから倫理的な問題に関わるということなのか．浅い鎮静は，意識を低下させても"意識はある，あるいは残っている"という点と，コミュニケーションが取れるレベルにあるという点で，深い鎮静とは決定的に違う．意識を低下させることによって耐え難い苦痛を一時避難的に緩和することで，原状復帰を企図するものである．

　しかし浅い鎮静であっても，"持続的な"となると意味は異なる．コミュニケーションが可能であるといっても，原状復帰を意図するプログラムのない意識レベルの低下を継続することの意味はなんであろうか．あまり実際的ではないし，実態がつまびらかになっている資料を見つけることはできなかったが，持続的な浅い鎮静だけが行われるということは，実際にはほとんどないのではないかと思われる．

"鎮静"の二つの問題

　鎮静の問題を二つの違う視点で考える．第一は，コミュニケーションが可能な程度の意識レベルの低下（浅い鎮静）によって本当に耐え難い苦痛が緩和されるのか，第二は，緩和された耐え難い苦痛が生ずる以前の状態，つまり原状

復帰ができるのかという問題である．

　結論的に言うと，鎮静が原状復帰という期待どおりの結果をもたらすことはきわめて困難であると考えている．その理由は以下である．

　第一の，"コミュニケーションが可能な程度の意識の低下によって本当に耐え難い苦痛が緩和されるのか"という問題に関して言えば，鎮静を行うことによって，耐え難い苦痛が緩和され，精神が穏やかになる可能性がないと断定はできない．しかし，鎮静は一時的あるいは強制的に意識レベルを低下させるだけであって，薬理学的に考えても，全ての耐え難い苦痛を緩和するわけではない．鎮静に用いる薬剤は記憶が喪失するという作用があり，この点で苦痛症状が緩和されるという側面がありうることは否定できない．しかし，意識レベルが回復した時に確実に身体的・精神的な苦痛を忘れさせてくれるわけではない．精神の安定を取り戻す手段となるのは難しいのである．もし覚醒して改めて患者本人の意思の確認を試みても，鎮静を行う前に比べると判断力は低下していることが考えられ，感情の抑制がきかなくなる可能性が大きい．意識が回復した時に耐え難い苦痛の原因対策のプログラムがなければ，意識が低下した時間の分だけ理性的判断，受け止め方ができなくなり（抑制がきかず），耐え難い苦痛は緩和されることはないか，より苦痛を増す可能性が大きい．たとえ浅い鎮静であっても，第二の視点である原状復帰ができる可能性は少ない．ただし，少ない可能性ではあるが，意識の低下という形であっても，睡眠が十分にとれることによって落ち着きを取り戻したり，あるいはケアチームが鎮静という手段を提案する際に，それまで不足していた生死に関して患者と踏み込んだ話ができたり，患者と家族も話し合うことができて，患者の気がかりが解決できれば一時的な鎮静が良い効果をもたらす可能性はある．

耐え難い苦痛の一断面

　しかし，耐え難い苦痛が身体的なものであっても，その緩和には全人的ケアが必要かつ基本であり，一時的に"痛い"と言えない状況を作るだけの意識の低下は症状緩和の役に立たない．耐え難い苦痛に至る状況のほとんどは，身体的な苦痛に加えて何らかの精神的な重圧の相乗作用の結果である．このことは世界疼痛学会の痛みの定義（文献6, 7）,"不快な感覚性・情動性の体験であり，それには組織損傷を伴うものとそのような損傷があるように表現されるものが

ある"を見れば明らかである.

　逆説的な言い方をすれば，ケアチームが企図する鎮静の種類がどうあれ，その意味を理解し，同意できる能力が残っている患者は，正常な精神力と思考力を持っていることになるので，鎮静の必要性はないはずである．何故なら，がん終末期になっても正常な精神力・思考力を維持している患者は，適切なケアを受けることができれば，耐え難い苦痛に苦悩することはないからである．その人本来の精神力と思考力を保ち，身体的苦痛症状が緩和されている患者に対して鎮静という方法を容認するかどうかは，倫理的な視点からの議論を深める必要がある．しかしこの論議は，医療的な視点から鎮静の問題を考えるという本書の趣旨からはずれるので，これ以上深入りしないことにする.

意識をぼんやりさせる浅い鎮静が新たな混乱を招く

　ガイドラインには，患者が認知力・判断力を維持しているか否かということと，耐え難い苦痛に苛まされることとの関わりについて評価・検討する視点はない．患者に伝えるべき内容の一例として，"浅い鎮静を意図する場合「うとうとして苦しさが和らぐようにすると，苦しさはあまり感じませんが，ぼんやりするので複雑なことを話したり考えたりすることは難しくなるかもしれません」"と書かれている．チャートでは"病態の見直しとケア"とあり，原状復帰も想定していると受けとれる．しかし，「複雑なことを話したり考えたりすることは難しくなるかもしれません」ということから，実態としては原状復帰をあまり企図していないのではないか．浅い鎮静の状態を継続するか，深い鎮静に移行する序章という位置づけにしていると考えられる．もし，浅い鎮静は深い鎮静と異なり，原状復帰を企図しているというのであれば，判断力が低下することが苦痛症状を緩和する阻害要因になりうるという議論に対して，阻害要因になることはないという合理的な説明が必要である．緩和ケアチームは，「ぼんやりして複雑なことを話したり考えたりできない」ことが何をもたらすかを認識すべきである．一時的にせよ，患者の判断力の低下は，耐え難い苦痛を緩和することへの阻害要因になっても，資する要因になる可能性は少なく，むしろ新たな混乱を引き起こす可能性が高くなる.

　繰り返し述べてきたが，耐え難い苦痛の多くは身体的な要因だけでなく，その苦痛を受け止める力が失われていることが原因の一つである.

ここで筆者が，浅い鎮静に対しても問題があるとしているのは，次のような理由からである．鎮静の対象となる多くの患者は，がん終末期で全身状態の低下が避けられず，身体的能力の低下による様々な喪失が顕著となる状況にある．具体的には病棟にいても，家であっても，外出が大変になったり，起居動作に衰えを感じたりする．多くの患者は，このような状況で自分自身の理性を総動員して必死に冷静さを保とうとしている．歩く，立つなどの身体能力の低下が明らかになった場面で，耐え難い苦痛の緩和を目的にしているとはいえ，意識の低下を意図的に行うと，理性を総動員する力が落ちる．その結果，精神的な重圧に打ち勝つ力あるいは判断する力が奪われていくことは誰にも容易に想像できる．鎮静は，例え"浅い"ものではあっても，がん終末期の患者の身体的な力や判断力をさらに低下させる方向に作用することは自明である．浅い鎮静は，何を回復あるいは生み出そうとしているのであろうか．耐え難い苦痛によって睡眠が妨げられるのであれば，主体は睡眠剤，向精神薬，あるいは麻薬の使用の工夫をすることの方が合理的である．患者の状態の改善に繋がる可能性を維持できるという点でも，必然の選択に思われる．浅い鎮静が原状復帰を企図するものでなかったり，原状復帰のための方法として適切でなければ，その意義を失い，鎮静は全て深い鎮静だけを考えればよいことになる．
　多くの論でも，浅い鎮静についてはほとんど問題がないような記述がなされているが，医療倫理的な視点だけからではなく，緩和ケア的な視点からの議論の掘り下げが必要である．

【深い鎮静】

　鎮静についての論議は医療的にも医療倫理的にも，持続的な深い鎮静が中心である．従来なされている論点は，具体的には安楽死と異なる位置づけをすることができるのかということにつきる．この章では，安楽死との関わりについても触れるが，より中心的には医療的な視点から，その妥当性について検証する．

安楽死と深い鎮静

　安楽死と深い鎮静の違いは，死を目的とするか症状緩和を目的とするかであ

る．しかし深い鎮静を導入した後に，鎮静から脱却して症状緩和が得られ，意識レベルの原状復帰に至るプログラムは用意されていない．深い鎮静のまま死を迎えることになるのであれば，安楽死とは手段（薬剤の選択など），時間の経過だけの違いにすぎないのではないか．手段，時間の経過の違いは，安楽死と鎮静の倫理的課題を論ずるときには本質的な問題ではない．肉体の死のみを人の死と捉えるのか，精神の死をも人の死として捉えるのかということがこの問題の本質である．

　緩和ケアが全人的なケアだとするのであれば，身体に対するケアと，精神に対するケアを統合した概念に基づいたケアがあるべきである．そのどちらの視点を欠いても全人的ケアは成立せず，緩和ケアとしては不完全である．このように考えると，緩和ケアの視点からは，身体の死であれ，精神の死であれ，コミュニケーションができなくなるような意識の低下を企図するという発想は出てこない．現実に緩和ケアにおいては，"死を早めることも遅らせることにも手を貸さない"というのは共通の認識であり，グローバルスタンダードである（文献23）．

深い鎮静は人としての死

　前述したように，持続的な深い鎮静の特徴は，意図的に低下させた意識を回復するプログラムを持たないことである．低下させた意識の原状復帰がプログラムされていなければ，患者と2度と言葉を交わすことはできない．患者と家族・友人・知人は互いに相手を認知できないということを意味する．これはその人の精神的・社会的な死である．コミュニケーションがとれなくなるような意識レベルの低下は，その人の"ヒト"としての死を意味するという視点を回避してしまっては，全人的ケアが前提である緩和ケアそのものが成り立つ基盤を見いだすことができない．持続的な深い鎮静は死を意図するわけではないと強弁するのであれば，"ヒト"としての死についての認識を明確にしなければならない．意図的に継続した意識の低下が"ヒト"としての死ではないということを，より明確に論証できなければ，間接的にせよ死を意図した行為となり，緩和ケアの基盤を揺るがす問題である．

　持続的な深い鎮静の論点のもう一つに生命短縮の議論があるが，このように考えると，精神的な機能停止を人為的にしておいて，身体的生命の短縮の是非

をめぐる議論は本質的な問題とはいえない．持続的な深い鎮静の論議に際して，身体的生命短縮の議論に重きをおきすぎることは注意すべきである．緩和ケアの目的は QOL の改善であるが，持続的な深い鎮静はこの目的を消滅させることになる．緩和ケアの目的が消滅したところで，緩和ケアの枠内で生命の短縮の問題を論ずる意味はない．

　竹ノ内は"パリアティブセデーションの場合，意識の低下・喪失が「害」になります．この害をとるか，あるいは耐え難い痛みをとるかということになります．これは，本当に究極の二者択一のように見えます．この選択も価値観によって異なってくるのではないでしょうか．ここで問題になってくるのは，意識の低下という代償をどう考えるかということです．先ほど述べた，QOL 測定の基盤の破壊についてどう考えるのかという問題も避けられません．いずれにしても，パリアティブセデーションは，以上のような究極の二者択一を迫るかぎりで，最終手段の医療行為と位置づけられるべきでしょう"と述べている．ここで重要なのは"QOL 測定の基盤の破壊についてどう考えるか"という問題提起である．筆者が前述した「緩和ケアの目的である QOL の問題を消滅させておいて，生命短縮の議論はほとんど意味を持たない」ということと同じことを言っている．竹ノ内は同論文の中で慎重な言い回しながら，セデーションの意義，あるいは「持続的な深い鎮静」と「積極的安楽死」との異同について疑問を呈している（文献 24）．

精神活動，人格活動の停止が意味するもの

　飯田は「鎮静は生物学的生命を消滅させる積極的安楽死とは異なるものであるが，大脳の死を人の死とする人々にとっては，生は人格の生に他ならないから，人格活動の機能を停止させる鎮静は死を招来する．それは医療の極限状態であることは言うにおよばず，（人格としての）人を殺すことである」（文献 25）と厳しく指摘しているが，当を得ていると言うべきである．

　宮川は"人間の身体は物体であるがゆえにこのような特別の意味や価値をもつのではない．また，生命なるがゆえに特別尊重されるに値するのでもない．それはただ，至上の価値を持った精神的人格と不可分の内的結びつきを持つゆえに，特別の価値を持つ．人格はこの身体において，またこの身体を通し，身体によって実存している．人格との内的な関わりをまったく持たないとすれば，

身体は単なる物体に過ぎない"(文献26)と言っている．ここに見られるように，まさに意識の持続的低下は，精神活動・人格活動の停止であり，その時点で人間は死んだということになる．筆者はこれらの意見に同意するものである．

　厳しい表現をすれば，持続的鎮静は，正面だって安楽死を言うことに比べて，人の生死に関わる諸問題の本質の論議を回避するという役割を果たすことになり，その点では安楽死より罪は深い．意識状態の原状復帰を実質的に閉ざされた深い鎮静は，肉体的な死は短縮しないことを認めたとしても（実際には短縮する場合が少なくないと考えているが），精神的生命の短縮を意味することに議論の余地はない．人としての命を考えたときに，安楽死と何ら変るものではない．持続的な深い鎮静は緩和ケアに関わる医療者にとっての自殺行為である．何故なら，緩和ケアの第一の使命である目の前にいる耐え難い苦痛に苦悩する患者に対して，その人らしさを維持あるいは回復して苦悩を緩和することを放棄したことになるからである．深い鎮静の目的が症状緩和であるというレトリックに惑わされてはいけない．何をもって人の死とするのかという命題に真摯に向き合う必要がある．

耐え難い苦痛の感情的な論議

　鎮静あるいは安楽死に否定的な意見に対して，「耐え難い苦痛に苛まされている患者をほっておくのか」という反論が常に起こる．あえて一歩譲って言うと，耐え難い苦痛の患者を目の当たりにしたら，やはり鎮静という方法を考えることも理解できないわけではない．しかし，① 耐え難い苦痛ががん終末期の患者に避けることのできないものであり，② 鎮静以外に全くとりうる方法がないことが医学的にも，医療倫理的にも明らかであれば，という条件付である．筆者が緩和ケア医として，耐え難い苦痛に苛まされている患者を目の前にしたときにまず考えるのは，自身の提供した医療のどこが間違っていたのだろうか，何か不足していることはなかったのだろうか，などといったことである．そして医師としてなすべき事は，耐え難い苦痛に苛まされている患者と向き合い，何とか苦痛を緩和できる手だてはないのかという点に最大限の努力を重ねることである．結果として患者本人にとって意に沿わない最期を迎えるようなことがあれば，患者の療養の経過を真摯にふり返り，その原因を徹底的に追求し，同じ結果を生まないように検証を重ねてきている．このような姿勢を貫く議論

がない中での，ただ感情的な「痛み苦しんでいる人をそのままにして良いのか」という言葉からは何も生まれない．

さらに譲って，耐え難い苦痛に対して鎮静という方法をやむを得ないとする状況に立ち至ったとしても，耐え難い苦痛にならないための努力を，鎮痛にいたる過程で払う努力の何倍，何十倍も傾注し，"二度と鎮静を行わざるを得ない状況を作らない"という明確な目標を持つことが重要である．このような視点がなければ，持続的な深い鎮静を合理化するために作成されたガイドラインの意図がどうあれ，患者が"耐え難い苦痛に苦悩しない"ようにするために，緩和ケアに関わるスタッフが必死に努力をする方向性は生まれない．現実に緩和医療学会の他のガイドライン，関連のテキストを見ても，鎮静に至る耐え難い苦痛がどうして生まれるのか，どうしたらそのような状況を防ぐことができるのかという議論はされていない．鎮静を許容するガイドライン作成の努力は多大なものであるが，少なくとも鎮静を行わなくてすむ努力をするためのガイドラインを，同等以上の努力をして作成するべきである．

次に鎮静という方法が成立するのかという医療技術的な基盤に関わる課題について，問題提起という意味も込めて触れてみることとする．

【鎮静で耐え難い苦痛が緩和されるのか】

鎮静についての医療的なあるいは医療倫理的な視点を意識して述べてきたが，ここでは医療技術的な問題について検討を加えてみる．

ガイドラインは，鎮静に用いられる薬剤として，ミタゾラム，フルニトラゼパム，クロルプロマジン，レボメプロマジン，フェノバルビツールを挙げている．オピオイド，ハロペリドールは意識の低下をもたらす作用が弱いために，推奨しないとある．ミタゾラム以下の薬剤は抗不安作用を持つものもあるが，いずれも催眠作用が強く，直接的にはガイドラインにあるように意識の低下を確実に行うための薬剤である．痛み・呼吸困難など苦痛症状を緩和しようとする時に，普通に選択する薬剤とは異なる作用機序を期待していると思われる．したがって，本当にこれらの薬剤を使うことで耐え難い苦痛が緩和されるのかという問題が残る．

鎮静における医療技術的な問題の基本は，① 鎮静に用いる薬剤によって，本

当に苦痛が緩和されているのか，②推奨されている薬剤のほとんどは呼吸抑制作用があり，使用方法にかなり熟練を要し，意図に反して呼吸抑制の結果で死に至る危険性がある，ということである．

ガイドラインで推奨している薬剤の鎮痛作用

　正確に言うと，鎮痛効果が出る量は呼吸が停止する量に限りなく近いと言われている．一部の薬剤は神経の抑制系に働き，結果として鎮痛作用を増強させることはあるが，いずれにしても直接の鎮痛作用ではない．意識を低下させるだけなので，耐え難い苦痛が耐え難い痛みであった時には，痛みがとれない状態で意識だけが下がるのである．深い持続的な鎮静では，原則として意識が戻ることはないので，意識がない状態で痛みが残存していることの影響がどのように現れるのかはわからない．

オピオイドを"併用して良い"という意味は？

　実際ガイドラインは，"オピオイドは鎮静の薬剤として推奨しないが，疼痛および呼吸困難を緩和するために有効であるため併用して良い"としている．耐え難い痛みのある患者に対して，鎮痛作用のあるオピオイドを"使うべき"ではなく，"併用して良い"，つまり使わなくて良いとさえ受け取れる表現である．鎮静の意図は，苦痛症状の緩和よりは意識が低下して反応ができなくなる状態を目指すことにある，と受け取るのは，少しへその曲がりが強すぎるであろうか．少なくとも"意識を低下させるという方法だけでは患者本人の苦痛はとれない"と根拠を持って言い切るのは難しいが，反対に鎮静という方法を用いて苦痛が緩和されるという根拠があるのか疑問である（文献27）．鎮静によって痛みなどの苦痛が緩和される可能性があるとすれば，前述したように当該薬剤の薬理作用からして，記憶障害を惹起するなど他の作用の総合的な結果と考えられる．痛みを例にとって述べてきたが，その他の症状についても基本的な捉え方は同じだと考えるので，想定される症状について症状緩和の機序を明確にするべきだと考える．

【苦痛の評価で問題になること】

　鎮静の効果について，ガイドラインでは苦痛の程度を具体的な3項目，つまり① 苦痛の言語的訴え，② 表情，③ 体動をもとに評価するとしている．

　言語的に苦痛症状が緩和されていることを表現できれば，鎮静の効果の評価についての問題はかなり解決される．しかしこれは浅い鎮静の場合であって，深い鎮静の場合はコミュニケーションがとれないのであるから，言語的な表現による評価はできない．浅い鎮静の場合であっても前述したように，「ぼんやりするので複雑なことを話したり考えたりすることは難しくなるかもしれません」という状況で，言語的な表現をそのまま評価して良いのか．判断力が落ちているがん終末期の患者に，「痛いですか」と声を掛けると，「はい」と応えることもある．次に続けて同じ患者に「痛みは取れましたか」と声を掛けると，やはり「はい」と応えることが多いのである．これはある種の脳機能障害の際に見られる"保続"の一種と思われるが，がん終末期で認知力，判断力の低下した患者に時折見られる現象である．

非言語的コミュニケーションによる評価の意味

　こう考えてくると，② の表情あるいは ③ の体動を基に評価することの是非についても検討を進めることが必要になる．

　表情あるいは体動を基に評価すると言うことは，① の苦痛の言語的表現に比べると決定的な違いがある．耐え難い苦痛は患者自身が感じるものであり，例え家族であっても感じることはできない．表情とか体動をみている家族・医療者が，患者に耐え難い苦痛があると感じたり，鎮静で緩和されたと思ったりするのは，あくまでも推測に過ぎない．家族あるいは医療者のスタッフが"感じる""思う"ことであり，患者の感じとは決定的に異なるのである．がん終末期で認知力・判断力が低下している状態では患者"本人"の言語的表現においても，その評価にはかなり問題がある．ましてや他の人の，しかも表情・体動による推測はもっと問題が多い．

　このような ②，③ の方法を評価の手段として加えるためには，患者の思いと家族・医療者の思いは同じであるということが前提である．家族の思いが患者の思いと同じという場合はもちろんある．しかしそうでない場合も多い．むし

ろそうでない場合の方が多いのである（文献28）.

　患者の生死を決める問題に関わる重要な場面で，患者本人の意思が反映されない仕掛けと現実がある．このことが意味する問題は極めて大きい．

　一例を挙げてみる．がん終末期の患者が「眉間にしわを寄せる」という表情をすることは少なくない．家族・医療者が，そうした表情を見た時に，どう評価するのだろうか．痛がっている，苦しがっていると思う人が大多数であり，自然である．実際はどうか．"眉間にしわを寄せている"がん終末期の患者に聞いてみると，返ってくる答えは千差万別であった．例えば，「眩しいので，目をつぶっていた」「言いたいことがあって考えていた」「身体の向きを変えようとしたが，動けないので力を入れて動こうとしたが，思うに任せなかった」などなどである．

　他にもこのような例はある．臨死に近くなった患者の症状で，多くの人が苦しがっていると感じる呼吸の変化について述べてみる．しばしばみられる現象は，呼吸をするたびに，ゼーゼーという音を発する喘鳴である．あるいは，呼吸のたびに顎をしゃくり上げる感じで大きく動かしたり，肩をいからせたりすることもある．みている家族は苦しんでいると思うことが多く，それまでとは違う様子を心配した家族から電話がかかってくることが多い．往診した時の私の対応はこうである．患者に，「ご家族があなたの様子を見て，苦しがっていると心配されていますよ」とまずは患者に声をかけて往診の理由を伝える．すると"ほとんどの"患者から，「いや苦しくないです」「大丈夫」と返ってくる．言葉を発することが大変な場合には，家族にもわかるように，ご本人が返事をしやすい形で，「ご家族が苦しがっていると心配されていますよ」という言葉の後に，「苦しいですか」と聞くと，首を横に振る．続けて「苦しくないですか」と聞くと頷く．さらに「このままでいいですか」と薬の調整が必要かどうかの評価を求めると，頷く．具体的に「何もしなくて良いということですね」と確認すると頷く．もちろん，苦しさを感じていないわけではないが，少なくとも耐え難い苦痛や息苦しくて辛い症状を何とかして欲しいということではなさそうであることが，そのやりとりを傍で見ている家族にも理解できる．表情だけでは辛い思いをしているかどうかの判断ができるとは限らないということを銘記する必要がある．

鎮静による症状緩和の評価法の問題

　周囲の人間が患者の言葉ではなく，表情などを見て判断することと，実際に患者が感じていることには，かなりの乖離がある場合が少なくない．まして鎮静は患者の意識レベルを低下させ，いわば眠っている状態を作って感覚的あるいは感情的な反応をできなくしている訳であるから，静かにしているからといって，その効果を本人以外が評価をすることはかなり慎重にすべきである．意識の低下が不十分であれば，身体的な苦痛のためでなくてもいろいろな表情をすることは十分に考えられる．鎮静は，患者の身体的な苦痛を解消せず，患者が顔の表情すら表現できない状況にしているだけなのかもしれない．患者が表現できない状況を見て，苦痛が緩和されたと判断しているということになる．静かに寝ていて，表情の変化もなくなることで苦痛緩和がなされた，ということになるのではないか．家族は患者が楽になったと思いたい，医療者は鎮静でうまくいったと思いたい，というバイアスがさらに上乗せされ，表情の変化も起きないような，より深い鎮静に導かれる可能性が大きい．ガイドラインには，"わが国の緩和ケア専門病棟21施設における深い持続的鎮静が行われた終末期がん患者102名に対しての多施設前向き観察的研究によると，鎮静は症例の83％において症状緩和に役立っており……"とあるが，役立つという意味とはどういうことなのかを含め，しっかりした根拠は必ずしも明らかではない．

家族や看護師に求められて医師が処方している現実

　実際の診療・療養の中でも，患者の表情を見て痛がっているのではないかと思い，家族・緩和ケアチームのスタッフが医師に痛み止め処方を要求したり，患者ではなく家族・緩和ケアチームのスタッフの評価で，医師が痛み止めを増量したりするという．このようなことが繰り返されると，実際の痛みの強さに対して鎮痛剤としての麻薬の量が増えすぎることになる．結果として患者の眠気が強くなったり，少し頭がぼっとしたりする．このような経過で判断力が低下し，コミュニケーション力が落ちたりする中で，「痛いですか」と聞かれると，前述したように「はい」と応えてさらに麻薬が増えることになる．この悪循環の中で，理性的な力が弱まり，感情的部分が大きくなり，不安や恐怖が増す．そのため，僅かな痛みで感情が不安定になって，ある種パニック状態を引き起こし，耐えがたい痛みに発展するのである．これは単に想像ではなく，診療が

始まったばかりの患者はよく前医とのやりとりで困ったことや納得できなかったことを話してくれるのである．たとえば，「薬の量が多いのではないかと思うのですが，なんだか頭がぼっとしている．先生に"痛いですか？"と言われ，「ハイ」と答えたら，また薬が増えて，ますますぼっとしている．楽にはなりたいのですが，こんなに薬を増やさないと痛みがとれないのかと思うと，怖くて仕方がないのです」といった話をよく聞くのである．このような漠然とした不安状態にある時に，さらに痛みが強くなったり，予期しない形で息苦しさなどを感じたりしたら，理性的な対応ができず，ある種のパニックに陥るのは必然である．

辛さの評価は患者自身の言葉で

　痛みなどの身体的な苦痛症状の緩和を目的とした緩和ケアを提供するにあたって，医療スタッフ・家族の対応が終末期のがん患者に耐え難い苦痛をもたらしていることに気がつかなければいけない．この問題は実は痛みだけではなく，ほかの症状緩和でも底流をなしていて，深刻な事態を引き起こしている．患者以外の周囲の人間（医療スタッフ・家族など）が，患者の自覚症状を他覚的に評価することが，結果として耐え難い苦痛をもたらすことになる．

　もし浅い鎮静によって耐え難い苦痛が緩和されるのであれば，① 持続的な浅い鎮静を行って耐え難い苦痛を緩和し最期を迎える，② 間欠的な浅い鎮静を行って，耐え難い苦痛を緩和し，浅い鎮静を離脱して原状復帰をはかる，という方法について具体的なプログラムを作り，深化していくことが合理的である．浅い鎮静によって耐え難い苦痛が緩和されるのに，わざわざコミュニケーションができなくなるような深い鎮静を行う合理的な理由は成り立たない．この方法で耐え難い苦痛が緩和されるという確証がないので，ただ形式的に患者が原状に復帰する期待を残して合理性を担保するということなのか．意識を落とす持続的な深い鎮静の患者は，言葉を発することができないだけでなく，表情の変化・体動もなくなるのである．

　浅い鎮静であるにせよ，深い鎮静であるにせよ，意識を落とすことに変わりがないとすれば，患者の言語的な訴えあるいは表情の変化・体動そのものに合目的性が失われる．これは症状緩和ができたかどうかではなく，表情の変化あるいは体動をなくすことが当面の目標になっていることに他ならない．表情や

体動の変化は鎮静という作業が完全に行われたかどうかの指標であって，症状緩和ができたかどうかの評価とは異なる．医療スタッフ，家族ともに患者が動かない，しゃべらない，表情を変えないという状況が生まれると，それだけで安心し，医療スタッフ，家族自身の辛さが緩和する．これは関わる人間の安心である．実は，これが患者の耐え難い苦痛を生む土壌となっている．

辛いのは誰か？

本当は誰が辛いのかという問題で，辛さを感じている人を取り違えていることが多い．前述したように，患者自身が痛いと言ったから痛いのであって，見ている人が痛そう，苦しそうと思ったからといって，必ずしも患者の痛さや苦しさがあるということではない．辛いのは患者本人なのか，家族なのか，あるいはケアスタッフなのかということを，"思った"とか"辛そうに感じた"という印象ではなく，患者が遭遇している事実を基にして冷静に判断することが重要である．このことをしっかり認識することこそが，患者の苦しみを緩和する第一歩である．耐え難い苦痛を防ぐことができる特効薬ともなり，鎮静の必要な患者を激減できると考える．

緩和ケアに問われているのは，"患者自身による意思決定"をいかに日常のケアの中で実践し，徹底するかである．

薬剤の呼吸抑制作用の問題

推奨されている薬剤のほとんどは呼吸抑制作用があり，使用方法にかなり熟練を要する．鎮静は生命の短縮をもたらさないことが原則であるのにもかかわらず，推奨されている薬剤は多くの緩和ケア医にとって大変使い難い．筆者は病院勤務医の時に日常の検査として気管支鏡を行い，その際に本来の意味での鎮静を行うことがあった．薬剤としては，ジアゼパムをあるいはミタゾラムを使用した．意識は残存しながら傾眠の程度にとどめる場合もあれば，完全に意識がなくなると思われる状態を意図することもあった．しかし，いずれの状況においても呼吸抑制のために生命の危険があると判断したときは，直ちに気道確保，呼吸の管理ができるように麻酔器，挿管セット一式など万全の用意をしてから行っていた．

このように鎮静に使われる薬剤は投与量が多いと命に関わるので，通常の医

療では呼吸抑制・停止などの緊急事態に対する対策を講じるのが普通である．

　緩和ケアにおける鎮静は，このような薬剤を意識がなくなるまで使うことを意図していて，なおかつ命に関しては短縮しないことを前提にしている．意識がなくなることと生命の担保の間の安全域がかなり狭く，命を短縮しないことが必ずしも保証されない．実際に鎮静導入後4時間で呼吸停止になった症例の報告もなされている．この症例は患者がそのまま死亡すれば，実態としては安楽死と何ら変わりがないことになる．

　鎮静開始後に呼吸抑制あるいは呼吸停止が起こるという危険な事態は，鎮静という行為の中で日常的に起こりうる．ガイドラインの中でも鎮静による呼吸抑制，循環抑制により3.9％が致死的な状態になったと記載されている．驚くべき記載である．生命を短縮しないということを安楽死との違いの金科玉条にして正当化しているにもかかわらず，である．

"生"と"死"に対する謙虚さ

　一般医療において危険性がないことを前提とした治療を行う場合，予定された医療行為が原因で3.9％が死亡するというのは，絶対に許されないことである．がん終末期で，余命幾ばくもないので仕方がないということなのか．ここに生命軽視の土壌が醸成される危険性を感じるのは筆者の心配性が過ぎるからなのであろうか．

　がん終末期の緩和ケアにおいては，患者は自身の命が絶たれるという怖れの中で，精神性をも脅かされるほどの極限状態におかれている．がん治療医，特にがん治療をリードする中核病院のがん治療医は，近年の医療状況の変化の中でがん終末期患者の死に至る経過，苦悩に直面することがなくなっている．さらに緩和ケアに関わるスタッフは，本来非日常である死が，日常的な光景になっていて，人が死ぬ過程の苦悩に対する感覚が鈍麻している．

　このように死に直面して苦悩するがん終末期の患者に関わる医療側の感覚が，患者自身の思いと乖離する状況ができていることに留意しなければならない．だからこそ，鎮静という方法を，緩和ケア病棟あるいは在宅で行うことができるようにガイドラインを作る，という考え方に問題があるといわざるを得ないし，人の"生"と"死"に対して謙虚さを失うことに歯止めがきかなくなっている兆しを感じる．

第6章　安楽死

　1981年にWMA（World Medical Association: 世界医師会）が『患者の権利に関するリスボン宣言』を採択した．この宣言では，"Right of dignity"（尊厳を得る権利）として，尊厳を保ち，安楽に（dignified and comfortable）死を迎える権利がうたわれている．リスボン宣言採択以降，日本でも「尊厳死」という言葉が使われるようになった．日本尊厳死協会では，尊厳死を「患者が『不治かつ末期』になったとき，自分の意思で延命治療をやめてもらい，安らかに，人間らしい死をとげること」と定義している．

　一方，人間の死に方を表す「安楽死」という言葉もある．1995年3月の横浜地方裁判所の判決（通称，東海大学安楽死判決）では，安楽死を次の3つに分類している（文献29）．

<u>消極的安楽死</u>：苦しむのを長引かせないため，延命治療を中止して死期を早めること．

<u>間接的安楽死</u>：苦痛を除去・緩和するための措置を取るが，それが同時に死を早めること．

<u>積極的安楽死</u>：苦痛から免れさせるため意図的積極的に死を招く措置を取ること．

　「尊厳死」と「安楽死」（特に消極的あるいは間接的安楽死）という言葉の意味の違いは，いまのところ社会的に合意されているとは言いがたい．尊厳死の問題も大きなテーマではあるが，本書では言葉の定義に深入りすることは本意ではないので，原則として尊厳死という言葉は用いないで，東海大学安楽死判決で用いられた安楽死の分類を採用し，安楽死という言葉を用いる．しかし本来問題になるのは，積極的安楽死であり，本書では安楽死は積極的安楽死を意味することとする．

　このWMA宣言にあるように人間は安楽に死ぬ権利を有することに誰も異論はない．しかし安楽に死ぬことと，安楽死あるいは鎮静とはまったく異なる概念である．いずれにしてもその人の人生の最後に関わる医療，終末期医療に関わる問題であることは間違いがない．

日本医師会の平成16・17年度「ふたたび終末期医療について」の報告をみると，"「終末期医療」とは何かということも明らかになる．すなわち，これは，治療方針を決めるための検討のプロセスにおいて「死に至るまでの時間が限られている」ということを，考慮に入れる必要があるような状況下における医療を指すことになる"と終末期医療について明快な定義がされている（文献30）．
　また少し長いが，平成20年（2008年）2月14日に出された報告書「日本学術会議臨床医学委員会終末期医療分科会対外報告，6. 終末期医療のあり方，に関する当分科会の結論，2) 亜急性型における終末期医療のあり方」の記載を引用する（文献13）．
　"がんなどの終末期にあっては，患者は概ね6カ月ほどのうちに確実に死に向かって病状が進み，その間，患者自身が自己の病状を直視することになり，苦悩のうちにおかれることが多く，また，わが国の現状ではしばしば十分に制御されない多くの苦痛を伴っていることが多い．また，がんなどの場合，患者本人の肉体的・精神的・社会的苦痛のみならず，共に暮らす家族もまた，患者と同様の苦悩を味わうこともしばしば経験される．すなわち，このような終末期にあっては，亜急性に病状が進み，確実にその先に死があることを患者が自覚しており，苦痛解除がしばしば十分でなく，家族も患者と一心同体のごとき苦悩を経験する，といったいくつかの特徴がある．そのような状況下で，一部の患者は延命医療を拒否して尊厳ある死を望む．また，一部の患者は，病状が進行するうちに本人の意思を明らかにしないまま意思疎通が困難な状況に陥り，時に，家族から延命医療の中止が求められる．こうした事態にあって，医師を中心とした医療従事者は「患者に最善の医療」を保証するために，どう行動したら医学的にも，倫理的にも，法律的にも適正であるとされるのか，その規範が求められている．"

【定まっていない終末期医療の視点】

　日本医師会で終末期医療に関して明快な定義がされているが，その2年後の学術会議の検討では，医療的な視点が共有されていない現実を認識し，通常の医療行為では対応しきれない現実を吐露している．終末期の患者を目の前にしたときの医療側のとまどいが，ひしひしと伝わってくる．この記述で注目すべ

きことは"一部の患者は,病状が進行するうちに本人の意思を明らかにしないまま意思疎通が困難な状況に陥り"のくだりである.この点について前段の部分で,"亜急性に病状が進み,確実にその先に死があることを患者が自覚しており,苦痛解除がしばしば十分でなく,家族も患者と一心同体のごとき苦悩を経験する……"と記述されている.

「苦痛解除がしばしば十分でなく」と「意思疎通が困難な状況になる」は,一見前者が原因で,後者が結果のような書き方であり,多くの医師はそう認識している.しかし,この2つは原因と結果という面もあるが,この両者にまったく関係なく意思疎通ができなくなることもあり,がんの場合に限っていえば,互いにモザイクのごとく関わり合っていることが多い.この問題にもう少し切り込む必要がある.なぜならば,がん終末期医療あるいは単に終末期医療において,倫理的な問題が他の医療に比べて大きな比重を占めるのは,生死に関わる課題だからということだけではないからである.がん終末期あるいは終末期患者に対する医療の視点が共有されていないために,医療の成果が十分にあがらないことを反映している.

疾患治癒を目標とする他の多くの医療から,疾患治癒を担保できなくなった患者に対する医療への,視点の変換が明確になっていない.これが終末期医療のあり方を不明瞭にしている.安楽死は,"終末期医療が「確立した視点」に基づいて提供され,一定の質が保証されている"とはいえない現状を反映している.

安楽死の問題を考えるときに対象となる疾患は多岐にわたるが,がんが重要な対象疾患であることは,この学術会議の報告書をはじめ,終末期医療に関する多くの報告が示している.筆者はがん診療にのみ従事してきたこともあり,難病などの他の疾患についての安楽死の問題を語ることは適任ではない.したがって本書は,がん終末期の安楽死の問題を手がかりとしながら,がん診療における鎮静について考えていきたい.

【安楽死事件から見えるもの】

最近20年間に起きた主な安楽死事件は次のようである(文献13, 29).
　　1991年　東海大学病院事件　　　　末期がん　塩化カリウム

1996年	京都の国保京北病院長	末期がん	筋弛緩剤
1998年	川崎協同病院	重積発作	呼吸器取り外し＋筋弛緩剤
2004年	北海道立羽幌病院	誤嚥窒息	人工呼吸器取り外し
2006年	富山の射水市民病院	末期がん	人工呼吸器取り外し
2007年	和歌山県立医大病院	脳出血	人工呼吸器取り外し

 この中で明らかにがん終末期に引き起こされた事件（あえて事件という言葉を使う）は東海大学病院事件，京都の国保京北病院長の問題，富山の射水市民病院の問題で，がん終末期患者の安楽死が大きな問題となっていることがわかる．実際に起訴をされた案件では，いずれも有罪の判決が出ており，裁判所は安楽死に対しては法的に厳しい態度で臨んでいる．それぞれの問題を掘り下げて論じることはできないが，がん終末期の安楽死容認の裁判所の判断を念頭に，各事件についての基本的な事実をみると，いくつかの共通点をみることができる．
　1．本人の意思が確認できていないこと
　2．耐え難い苦痛があること
　3．終末期医療の視点が明確でないこと
　4．チームとしてのコンセンサスがないところで，主治医一人の判断で行われたこと

 また，東海大学病院事件（多発性骨髄腫で苦しむ患者に医師が塩化カリウムなどを注射して死亡させた）ではその判決で，安楽死の要件として，
　①患者に耐え難い激しい肉体的苦痛があること
　②死が避けられず，死期が迫っていること
　③肉体的苦痛を除去・緩和する方法を尽くし，他に代替手段がないこと
　④生命の短縮を承諾する患者の明示の意思表示があること
を挙げている．

 本書では判決文の是非については踏み込まず，上記問題について筆者の実践的な経験と医療的な視点から検討することにしたい．

 本書の主題である鎮静，特に深い鎮静について，日本緩和医療学会のガイドラインをみると，実施の条件がこの安楽死の要件とかなり重なっている．

 日本緩和医療学会のガイドラインの「2. 要件の C. 相応性」によると，鎮静の対象となるのは，"1) 耐え難い苦痛があると判断される，2) 苦痛は，医療チームにより治療抵抗性と判断される（他に苦痛緩和の方法がない），3) 1)・2) の

条件を満たす状況になり得るのは，通常，原疾患の増悪のために数日から2~3週間以内に死亡が生じると予測される場合である"としている．一言で言うと，耐え難い苦痛がある患者が対象ということである．

そして「B. 患者・家族の意思」として以下のように記している．

1）患者
① 意思決定能力がある場合
益と害について必要な情報を提供された上での，苦痛緩和に必要な鎮静を希望する明確な意思表示がある．
② 意思決定能力がないと見なされた場合
患者の価値観や以前の意思表示に照らして，患者が苦痛緩和に必要な鎮静を希望することが十分に推測できる．
2）（家族がいる場合には）家族の同意がある．

患者の明示の意思表示

基本的には東海大学病院事件を含めて，上記安楽死事件の判決における安楽死の要件と日本緩和医療学会のガイドラインの鎮静の要件については，薬剤選択などの方法の違いはあっても，適用される患者の状況についての認識は同じである．

安楽死にしても鎮静にしても，東海大学病院事件の判決の条件の一つである"患者の明示の意思表示がある"という条件は欠かせないと考える．その上で，耐え難い苦痛があることが問題になるのであるから，この"患者の明示の意思表示がある"ことと，"耐え難い苦痛"が，安楽死においても鎮静においても欠かせない条件である．

筆者は鎮静であれ，安楽死であれ，その論議を展開する前提となる，耐え難い苦痛は防ぎうるし，緩和できるということを明らかにし，論議そのものに意味がないことを示した．

つまり，"緩和ケアは耐え難い苦痛に対して何ができるのか"という課題に対して，緩和ケアを適切に提供すれば苦痛症状の緩和は可能であることを実際の症例で実証したのである．

次章ではもう一つの問題である"患者本人の意思"について，一歩踏み込んで考えてみる．

第7章　患者本人の意思

　日本の安楽死事件をふり返った時に，いずれもが患者ときちんと話をした上で，患者の納得を得た上での行為ではない，ということが共通していた．前章で述べた安楽死の定義での要件では，"本人の意思によるもの"ということを厳しく定めている．患者の意志に基づかない安楽死は安楽死ではなく，慈悲殺であり，殺人であるという厳しい見方もある（文献31）．本邦における鎮静の一番の問題は，患者の意思を確認しながら治療を進めるということができていないことである．患者本人を独立した人格と考えず，家族との運命共同体とする観念から，脱却できないでいるのかも知れない．

鎮静の過半数が本人の意思の確認がない

　全国緩和ケア病棟37施設に対して行った鎮静に関するアンケート調査によると，患者の希望で鎮静を行ったのは48％，家族の希望が82％という結果だった（文献32）．
　これは52％が患者本人の希望によるものではない（希望が確認できていない）ことを意味している．鎮静という行為が安楽死と比べて直接生命の短縮を意図するものではないとしても，この52％の数字の高さは尋常ではない．このこと一つとってみても，鎮静という医療行為を真摯に，そして深刻に見つめる必要がある．筆者はもちろん，52％もの患者が自分の意思とは関係なく，鎮静という医療行為を受けて意識をなくされる事に改めて驚くというより，驚愕した．本人の意思の尊重ということはほとんどの医療スタッフが言うことであるが，現実とのギャップが大きいことを多くの医療者が強く認識する必要がある．
　しかし，がん終末期において本人の意思を確実に受け止めることはそれほど簡単ではない．本人の意思の背景は必ずしも単純ではなく，複合的な要因が関わっているからである．
　以下では，次の3点を念頭において，本人の意思の意味を少し掘り下げて話を進める．
　① 本人の意思といっている場合は，本当に本人の意思と考えて良いのか．

②家族の希望だけで鎮静が行われることが許される状況とは，どのような状況なのか．
　③鎮静を行うに当たって，ケアチームは本人の意思の重要性をどのように考えているのか．
　これらの問題は，鎮静あるいは安楽死の問題に限らず，日本における医療全般の問題でもある．医療現場でのコミュニケーションの問題を考えることを通して，"本人の意思について"検証する．

【医療現場のコミュニケーション】

　がんの診療に関しては，いわゆるがん告知，予後告知はその内容の是非は別にして，以前に比べると率直に行われるようになってきた．しかし，患者と医療側が本当のコミュニケーションを取れているのかという点では大きな疑問が残る．治る可能性のある治療をしている時には，がん以外の疾患の診療と同じで，治ることに向かったコミュニケーションが成立するので，医療側としては率直な伝え方ができる．しかし，治る可能性がなくなった患者に対するコミュニケーションに関しては，拙劣と言わざるを得ない．

"悪い知らせ"ほど患者には伝えられていない

　治療の効果が思わしくない場合などに，話す内容は"悪い知らせ"が多くなるので，主治医が患者ときちんと話をしない傾向は今も変わりはない．日本における日常の診療の中で，主治医は，生命の危機に関わる厳しい話になると，患者を抜きにして，患者の家族と話すことが普通に行われている．多くのがん治療において患者の病状が悪化すると，いわゆる"悪い知らせ"だけでなく，身体的・心理的変化に関わる情報提供を患者に対してしなくなる．そこには，事実に基づいた率直なコミュニケーションによって納得できるまで話し合おうとする意図がみられない．病名告知はするが，治療経過の中での必要な情報提供がなされているとは言えない．特に終末期の緩和ケアの経過においては，患者を中心に，患者の求めに応じて情報提供がなされ，方針を共有するという作業はほとんどない．患者にとって自身の命に関わる最も重大な話（悪い知らせ）なのに，まったくと言っていいほど患者が蚊帳の外におかれている．

そんなことはない，きちんと患者に必要な情報を伝えている，非難されることはない，という嵐のような反論が聞こえてくるようである．しかし，がん終末期の在宅緩和ケアの診療に関わっていると，高度先進医療を提供する病院であれ，小規模民間病院であれ，またそれぞれの病院スタッフの意図がどうあれ，十分な説明をされたことがないと話す患者・家族が実に多い．医療側からすると患者ときちんと話をしているつもりであるが，それでも治療の意義，病状について医療側と患者との間での認識が一致せず，実質的には患者の知る権利は制約されていて，患者にとっては知りたい情報が得られない結果になっている．

患者・家族の耳に届くコミュニケーション

　もちろん，このような結果は必ずしも医療側だけの責任ではない．患者・家族が，医師とのコミュニケーションの中で事実とは異なる理解をしたり，都合の良いように思い込んでいたりする可能性もあるが，がん終末期の患者・家族の心理状態から考えると，当然ともいえる．それにも関わらず，このような"思い込み"に対する責任を患者・家族に帰することはできない．患者が辛い治療を受けた結果が期待通りにならなかった現実に苦悩していることを考えると，患者・家族のこのような心理的背景を認識した上で情報の提供をする責務が医療側にあるからである．原因の一つはコミュニケーションのあり方である．基本的な問題は，情報提供の主導権が医療側にあることに起因し，医師が患者の心理状態を忖度したり，伝えたい情報を一方的に決定したりするからである．このような形で医療側が伝えたい情報を患者に一方的に提供しても，厳しい現状におかれている患者・家族の耳には，入っていかない．

　患者は病院に治療を期待している．治療の結果は，治ること，死なないことである．したがって，患者は疾患の治癒が期待できる場合に限り，医師の判断に条件をつけないで従う．しかし，疾患の治癒が期待できない場合には，必然的に医師ではなく自分で決めることになる．

　医療側は，"がん終末期"の状況になったということは，疾患の治癒という最強のカードが切れなくなったということであるという認識を持たなければならない．必然的に，提供する医療を変更しなければならない．患者も医療側に求める情報を，患者自身の生き方に関する内容に比重を変えていく必要がある．患者がこのような状況の変化を認識して自身の行動変容ができないと，さらに

急速に変化していく状況に対応が間に合わなくなる．病状の進行に伴い身体的苦痛だけでなく，心理的な苦悩が大きくなるのは当然の帰結である．医療内容の変更が遅れることによる最も大きな損失は，自身の生活あるいは人生の総括をする最も大切な時間を浪費することである．

　医療側に，このような視点を持って患者に接し，患者のイコールパートナーとして双方向のコミュニケーションをとることが要請されている．

【認識の違い】

　診断・治療の経過において，わずかな病状の変化，治療方針の変化に医療側の感じる重みと，患者・家族の感じる重みには相当な開きがある．医療側が，治療の流れの中で起きる想定内のことで，問題にならないと考えたことに対しても，患者側にとっては死活問題であることが少なくない．例えば，医療側は化学療法の副作用である嘔気・嘔吐は予想される副作用と考えていても，患者側は食事もとれないこんな辛い状態が続くと，がんで死ななくても治療でこのまま死んでしまうという思いが強くなり，治療の中止を考える．しかし，治療の中止は死への不安を増大させることになり，患者は副作用の辛さと治療効果を総合的に判断して考えることができず，治療の意義が理解できないことで苦悩を深め，ますます追い込まれてしまう．また，それまで行っていた抗がん治療の効果がなくなったとき，「別の薬があります」といわれると，患者は，まだいろいろな薬があるのだと考えて治る期待を膨らませる．いよいよ投与できる（効果があるとかではなく，まさに使えるだけという意味）薬剤がなくなるという最終的な状況になっても，がん治療医は「体力がついたらやりますから，それまで家で美味しいものを食べて力をつけてください」などと話すことが少なくない．話を聞いた患者は，必死になって食事を薬がわりに摂り，得られることのない体力の回復を願いながら衰弱していく．がん治療医のこのような曖昧な言葉遣いが，がんで深い苦悩にある患者にさらなる追い打ちをかけることになる．こうしたことはがん終末期の日常的な診療場面である．病状の説明を，がんという病気になった"人"に対して，"その人"の求めに応じ，"その人"の理解に応じて行うという，あるべき姿からは遠い現実がある．

　このような状況が終末期の患者を，耐え難い苦痛に追いやり，患者の認知力・

判断力を低下させる遠因になっていたり，直接的な原因になっていたりする．耐え難い苦痛を防ぐ手だてに特効的な解決法はないのであるから，問題の本質をきちんと認識し，たとえ道は遠くても，医療におけるコミュニケーションのあり方を深化させる努力をしなければならない．

　医療側，患者側がこのような状況の変化を共有できれば，患者本人の意向を抜きにした診療が成り立たないことが自明になるので，仮に鎮静が行われるとしても，本人の意思の確認をせずに行われることはないはずである．

【患者本人の意思ではない】

　安楽死事件において，患者本人との相談の結果である症例が1例もなかったり，緩和ケア病棟へのアンケート結果でも50％以上の患者に家族の意向だけで鎮静が行われたりしているのは，日常の医療そのものに問題の根源があることを検証してきた．日本の医療現場において，安楽死・鎮静の問題を語るときに終末期の医療現場のことだけを語っても解決することは困難だ，ということである．

　しかし，なんといっても，緩和ケアに関わるスタッフが本人の意思決定の重要さを再認識することが，問題解決の根幹をなす．日本の医療における患者の自律についてしっかり議論をしなければならないが，詳細な検証は別の機会に譲る．本書では自律の重要さを念頭におきながら，随時検討を進めることとする．

がん患者の心理的・精神的状況

　本人の意思と医療側が理解していることはいつも"本人の意思"なのか，という問題も重要である．がん終末期の患者の精神状態は実に千差万別である．①死を受け入れていささかも揺らぐことなく精神が安定している人，②死を受け止めてはいるが受け入れきれなくて何かのきっかけで身体的・精神的苦痛が再燃してくる人，③通常のコミュニケーションがとれている感じはあるが，死を受け止めることができなくて，一つ一つの身体症状の出現，状況の変化に不安が大きくなり，苦痛症状が緩和されなかったり，認知力，判断力が低下したりしている人，などが想定できる．もちろん①で例示したように，"精神的

に安定している"場合は問題なく本人の意思が確認できる．しかし，多くの患者は厳しいがん治療あるいは死と直面し続ける過程で，②あるいは③の状況にあり，判断力・認知力が低下している．認知力・判断力の低下はいろいろな形で表面化するが，具体的でわかりやすい例をいくつか上げる．ⅰ）今まで薬の管理を患者本人が全てしていたのに，次第に何の薬かわからなくなっている，ⅱ）病院での診療は終了して在宅に切り替えているのに，繰り返し病院通院のことを心配している，ⅲ）記憶が時系列に整理されなくなり，昨日のことと1週間前のことが同時に起こったかのように話をする，等々の形で表現されるのである．

　判断力，認知力が低下している患者が，耐え難い（と患者が感じる）身体的苦痛にさらされたときに，患者は医療チームからの鎮静の提案あるいは内容をその字義通りに受け取ることが可能なのだろうか．冷静な判断力が低下していると，医療チームから提示されたことに対しては，その内容を十分に理解するとかしないとかということ以前に，ある種義務的な感じを持って受け入れて，「はい」と返事をする可能性が否定できない．

噛み合わないコミュニケーション

　実際にあった，具体的な場面を例示してみる．
・思い悩んでいたことがあり，看護師に話を聞いて貰おうとした患者は，「胸が苦しい」と話を切り出した．すると看護師は「息苦しいと言っています」と医師に報告し，酸素吸入が開始された．
・トイレまで行くのが大変と言った患者は，バルーンカテーテルを留置されたと怒っていた．大変と言っただけで，管を入れて欲しいとは言っていないと．
・「楽になりたい」「ゆっくり休みたい」「ぐっすり眠りたい」と患者が言うことがあるが，そういう気持であると伝えているだけで，何かをして欲しいと思っている訳ではない．もちろんセデーションを考えていることとは全く違う．
・隣の患者がうるさくて眠れないと言えば，睡眠薬を与えられる．看護師の足音や，病室のドアの開け閉めが「うるさい」とは言えずに，「隣の患者が……」と言ったのだが．

　このような，患者と医療者のやりとりが続くと，患者の認知力は低下していくので，冷静に判断できる時期からのコミュニケーションのあり方が問題とな

る．

　耐え難い苦痛とは何か，耐え難い苦痛はどのような経過で生じるのかという問題に関わるが，耐え難い苦痛はがんのために引き起こされる"感覚としての痛み"などの単なる身体的苦痛だけでなく，ある種の精神的な混乱が背景にあるのである．本人の意思を正確に評価するにあたっても，まさに患者に対して全人的な視点で考える必要がある．

【家族の意思】

　家族が患者の意思を代弁できるのか，という問題は一層複雑である．第5章の鎮静のガイドラインでも例示し，第4章の「耐え難い苦痛」のところでも述べたが，患者と家族が価値観を本当に共有しているか，家族が患者の価値観を正しく認識できるのかという問題は，そう簡単ではない．事態は生死に関わる問題である．問題となる患者の価値観は，死が直近のものとなったときのであって，平時の価値観ではない．前述したが，あえて付け加えると，生死に関わる問題が現実的になったときに患者と家族が価値観を共有できたり，家族が患者の価値観を理解した行動が取れれば，絶対といって良いほど鎮静を考える事態にはならない．何度も繰り返すが，耐え難い苦痛を引き起こす要因の一つに，患者に関わる家族，医療スタッフなどとの関係性の問題があるからである．

　問題となる状況を挙げてみる．患者が不穏になり，家族がとても介護できないと言うので向精神薬を投与したところ，まもなく就眠した．家族は，患者が楽そうにしているので，とても安心した．患者は2～3日不眠が続いていたこともあり，翌朝も眼が覚めずに眠っていた．すると，寝かせて欲しいと言っていた家族から電話があり，「眠り続けていますが，大丈夫ですか．やはり起きていた方が安心です」と言う．患者は昼過ぎに目を覚ましたが，家族はおしなべて患者がおとなしくしていれば心穏やかでいられるようである．医療スタッフも，患者が静かにしていてくれれば問題なしと捉える．患者の希望ではなく，一喜一憂する家族の心理状況によって治療方針が変更されると，患者は自身の精神的安定を保つことが一層困難になる．

伝わらない患者の思い

　一方，患者が手振り，身振りで身体を動かしたり，何かを話そうとしていても，家族やケアスタッフに聞き取れなかったり，言っている言葉の意味を良く理解できなかったりすることがある．このような場合，家族あるいは医療チームは"苦しんでいるのではないか""精神的におかしくなったのではないか"という不安をベースにした先入観で捉えるようになる．がん終末期，特に臨死期になって全身の筋力低下が顕著になると，患者は自分のことが自分でできなくなる．そのため患者はして欲しいこと，伝えたいことが周囲に伝えられなければ，水を飲ませてもらえない．布団が重くて撥ね除けようとしてもできない．暑くて毛布を剥いでも手足が冷たければ，また掛けられる．周囲からは，なにやら妖しげな動きに見えたり，痛みなどで苦しんでじっとしていられない様子に見えたりする．患者は自身の思いが伝わらないことに苦悩を深める．このような"ズレ"が患者と家族やケアスタッフとの心理的な距離を広げ，せん妄，耐え難い苦痛にもだえているという判断で，向精神薬などが増量される．しかし，患者は精神的に異常をきたしているわけではなく，コミュニケーションギャップに苦しんでいるのであるから，多くの場合，薬の効果は上がらない．薬が過量になることでもうろう状態になりながら，「ここで眠る訳にはいかない」と思う患者と薬との戦いが起こると一層興奮をしているようにみられて，薬の増量によるさらなる苦痛という悪循環に陥る．

【緩和ケアチームの責任】

　これが，家族やケアスタッフが患者を耐え難い苦しみに追い込む典型的な経過である．問題はまさにここにある．このような経過に至った責任の一端を負わなければいけない立場にある緩和ケアチームが評価をしても，正しい評価にはならず，本人の意思とはとうてい言えない．むしろ患者の思いを逆なでする可能性すらあり，鎮静の申し出を拒否できる状態を維持していれば救われるが，追い込まれた患者の多くはあきらめが頂点に達し，"はい"と頷くしかなくなっているか，返事をするなどの反応を示さなくなる．がん終末期の患者が問いかけに返事をしないのは，その内容が患者にとって大きな問題ではないか，承諾しがたい場合である．ところが医療スタッフは，患者が返事をしないのは，

意識がなくなったからと判断し，家族の了解を取り付けて行動に移すのである．
　繰り返し強調すると，本人の意向を，関わる人が正確に受け止め認識し，対応できれば，鎮静が必要になる事態になることはない．ガイドラインの鎮静の倫理的妥当に挙げられている"自律性"について，その意味することは何か，如何に実践するかを厳しく検討することが要請される．
　緩和ケアの提供のあり方，そしてその結果の評価を見直すことなく，家族の希望だけで行う鎮静がとうてい許容できないことは明らかである．緩和ケアに関わるスタッフは，鎮静のガイドラインを是認し，鎮静を認める立場に身をおくとしても，本人の意思の確認がゴールドスタンダードであることに異論はないと思われる．であれば，緩和ケアに携わる医師・看護師は，家族の承諾だけで行う鎮静は一切認めないという毅然とした姿勢を示すべきである．如何にがん終末期で残された時間が僅かになったとはいえ，医療行為として原状復帰を考えない意識の低下を意図することの重大さを忘れてはならない．

第8章　昏睡と鎮静

【自然の経過では昏睡にはならない】

　がん終末期の緩和ケアにおいて昏睡の問題は重要である．がんの終末期患者は昏睡になるのか，ということである．鎮静との関わりで清水は「最終的セデーションが適応となるのは，通常死期が非常に迫っている場合であって，セデーションの期間はそれほど長くない．特別な処置をしない場合でも，だんだん衰えていって，昏睡状態になり，ついに死に至るというプロセスはしばしば起こることであるがその昏睡状態は直ちに『人間的でない』とは評価されない．同様にしてセデーションにより人格的活動が不可能になった場合でもそれを直ちに非人間的生と評価するのは早計である」(文献33)と，最後に昏睡になることをセデーションを合理化する根拠の一つにしている．ここでも，本書では倫理に深く立ち入らず純粋に医療的に鎮静の問題を検証することを貫くことにする．がん終末期の昏睡に関する筆者の診療経験では，がんの終末期に睡眠傾向が強くなることは確かであるが，脳転移など特別な状況にない患者が昏睡に陥ったことはない（第2章，図6を参照）．

返事をしないことと昏睡は別

　何をもって昏睡というのか．がん終末期の患者が昏睡になったという場合に，医学的な定義の条件を満たしているかどうかの検討がされていない場合が多い．また，昏睡と判断するのは誰か，昏睡なので意識がなくなったという判断は誰がしているのか，という問題がある．

　例えば，がん終末期の患者に対して呼びかけても返事をしないなどの理由で，家族あるいは医療チームが昏睡になった，意識がなくなったと表現することがあるが，反応を示さないことで昏睡と判断するのは間違いである．臨死状態になって，呼びかけに反応しない患者一人一人に，強い刺激（時には乳首を抓って確認することもあるようだ）を加えて昏睡かどうかのチェックをするのは非人道的であり，正確なところを知ることは困難である．

確かに，私たちが関わった患者についていえば，同居家族が呼びかけてもまったく反応しなくなることは時折ある．しかし，そのように反応をしない患者が，遠方から息子あるいは娘が会いに来た時には，目をぱっちり開けて涙を流したということはよくある．奇跡的に意識が戻ったという表現をする人もいるが，決して奇跡ではない．この場合の患者は昏睡状態だったわけではなく，意識が保たれていた結果である．

　患者が反応するかどうかは，呼びかけの内容，周囲の人（家族，ケアスタッフなど）の関わり方，その結果としての患者の精神状態に大きく作用される．声を発するなどの発信能力が落ちている時でも，患者の聴力は維持され受信能力，認識力は保たれている．

伝えることが大変になる

　患者は臨死に近くなると，筋力の低下が顕著になり，手足を動かしたり，声を出したりすることが大変になってくる．身体的な条件だけではなく，精神的にもうつ的な気持ちが一層深まることが少なくない．この状況では，関わる人の言動が患者自身の意向と異なる場合でも，元気な時のように「違う」と言ったり，「こうしたいのに」と言ったりすることが，身体的にも精神的にも困難になる．たとえ言葉を発しても力がなくなっているので，小さな声になり，周囲の人が聞き取れなかったりする．互いにコミュニケーションを取ろうと努力しても，患者自身が，話すことがやっとという状況になるので，繰り返し言葉を発することはできず，話が伝わらないという思いを持つようになって，話すことをあきらめてしまう．呼びかけに応えない，話をしない，反応をしなくなる経過の一場面がここにある．患者家族に限らず，医療側のほとんどが，患者が言葉を発しないでいると，言葉が理解できない，できなくなったと錯覚する．"発信力と受信力""表現力と理解力"は必ずしも一致するとは限らないのである．

　がん終末期の患者は，死に直面し，日々死が現実味を帯びていることを自らの肉体の変化で実感し，苦悩を深めている．周囲の人がこのような状況をわかり，それに即した対応をすることが大切である．家族あるいはケアスタッフが患者のこのような苦悩に配慮した対応ができないと，患者は自分自身のことを考えるだけで精一杯となり，精神的にも肉体的にも僅かな負担にさえ耐える力

を失うことになる．患者自身にとって心地よいことだけ，快の原理に従うことだけが，自身を保つ唯一の術になってくるのである．

　患者が，好ましいと思う人，好ましい話の内容に限って反応することもある．患者が望んでいる話の内容や，好ましいと思う対応をしてくれる家族，ケアスタッフの呼びかけには反応するのである．先ほども述べたが，意識がとぎれとぎれになっていたのに，待ち人が来たら目が覚めて話をしてから旅立った，という話をよく聞くし，筆者もそのような症例を少なからず経験している．これなどは，患者が好ましいと感じることにのみ反応するようになるという現象の最たるもので，話の内容によって反応したり，しなかったりするのである．

患者は全てわかっている

　私たちは，患者の全身状態が低下し話すことも大変で，精神的にも余裕がなくなったという状態であると判断した時は，"諾否法"というコミュニケーションの技法を用いる．患者が考えていそうなこと，希望していそうなことを話し，イエスあるいはノーで答えられるように言葉で選択肢を提供するコミュニケーションの方法である．そうするとイエスの時は頷くことで意思表示ができ，頷くことも大変な時は瞼をわずかに動かしたり，息づかいを変えたりして，言っていることはわかったよ，伝わったよというサインをくれる．このように，状況に応じたコミュニケーションをとり，その反応を注意深く見ていると，呼吸が止まるその瞬間まで話を聞いていて，周囲の状況がわかっているという感じがひしひしと伝わってくる．

　日常的な臨死の場面での診療の風景の一端を紹介する．家族が「眠っていて，わからなくなったみたいです」と筆者に話をしてくることがしばしばある．その時に私は，「ご家族がわからなくなったのではないかと心配していますよ．みんな聞いてわかっていますよね」と患者に話しかける．多くの場合，患者ははっきりと頷いて返事をしてくれる．時には目を開けて「はい」と声を出して返事をしてくれることさえある．

　がん終末期の患者は，決して昏睡になったり，意識不明になったりして反応しなくなることはないのである．

昏睡と判断されることでの患者の辛さ

しかし，多くのがん終末期の場面に関わる人々は，患者が静かに目を閉じて返事しないと，患者の心の内面とは関係なく，意識はなくなったが苦痛もなく穏やかであると安心する．確かにそういうこともないわけではないが，目を閉じて返事をしないのは"やりとり"をあきらめるなど精神的な苦悩の結果であることが少なくない．

"昏睡にならない" と認識することが大切

筆者はがん終末期に昏睡になるという考え方は間違っていると，色々な場面で強調してきた．その理由の第一は，死亡前にはいずれにしても昏睡になるのだからと決めつけてしまうと，前述したように鎮静についてある種免罪符を与えかねないからである．仮に昏睡になるということが事実であるとしても，病状の進行によって昏睡になるのと，意図的に意識を低下させて昏睡と同じ状態を引き起こすのとでは，意味合いはまったく異なり，同じ次元で語ることはできないはずである．ただし，いかに専門家であっても患者が目を閉じて反応しない状態は穏やかに眠っているようにも思えるもので，それで医療側が心理的緊張感から解放されたとしても不思議ではない．前述したように昏睡になることはほとんどないのであるから，筆者としてはがん終末期の患者は死亡前に昏睡にならないと強く主張し，多くの人に正しい認識を持って貰う必要があると考えている．

第二は，昏睡になるという認識が是認されると，より直接的に患者に苦痛を与える可能性があるからである．患者が意識不明ということになると，関わる人たちは患者が聞いているとは思わず，患者に配慮をすることを忘れて，傍でいろいろな話をする．例えば，"葬式の話"だったり，"もう会わせる人はいないのか"という話だったりで，黄泉の国への道を歩き始めている人をこれ以上ない辛い状況に追い込むことになる．しかも患者が自身の死後のことを家族に相談しようと話しかけた時には，「そんな弱気なことを」とか「縁起でもない」などと一蹴していたにも関わらず，である．必死に求めている時には相手にされないで，相談ができない状況になって患者本人を交える雰囲気もなく，枕元で一方的に話されることほど患者にとって辛いことはないであろう．

患者が本当にこのような思いをして旅立ったのか，単なる筆者の杞憂で，患

者はあらゆることを受け入れていたのかは，永遠にわからない．わからないからこそ，意識がなくなった，昏睡になったという言葉を，確たる根拠もなく使うことを厳に戒めなくてはならない．患者が声を発しなくても，返事をしなくても，常に患者に話しかけ，患者の傍らで話をする時には，患者にも聞こえていることを強く意識しなければいけない．意識がないように見え，昏睡状態のように思えたとしても，病に倒れ死に直面し苦悩してきた患者に対する最低の礼儀である．私たち緩和ケアに携わるものは，誤った認識あるいは患者に対する非礼を正すことに，もっと真剣にならなければいけない．

　昏睡の問題は，特に臨死期の緩和ケアの基本的な視点に関わる極めて重大な問題である．鎮静をはじめとする実際のケア提供をプログラムするにあたって，昏睡に対する正しい認識を共有し，より良い判断に資する必要がある．

【鎮静を緩和ケアの手段として正当化することは間違い】

　緩和ケアにおける鎮静について論ずる時に，医療的に検証する立場と，倫理的に検証する立場がある．本書では，後者の倫理的な検証・論議のためにも医療的な検証が必要と考えて，前者の立場に立って論旨の展開をしてきた．本書において筆者は，ほとんどの問題は実践に基づいた医療的な検証を厳密に行えば解決できる，という立場を貫くことを心がけた．具体的には，① 緩和ケアにおける鎮静の意味とは何か，② 医療的にみて現行のガイドラインで鎮静の目的を達せられるのか，③ 鎮静を行う前提になっている「耐え難い苦痛」とは何か，を中心的な課題として検証した．同時に，耐え難い苦痛という事態を防ぐことはできないのか，あるいはできるのか，そして緩和ケアの医療的な位置づけを明確にする中で，現在の緩和ケアのあり方について検討をした．

　緩和ケアにおける鎮静はできれば避けたい方法であり，最後の手段であるという点に異論はないと思われる．にもかかわらず現実には，耐え難い苦痛を起こさないようにする術が不十分なことから，乱用を予防する手だてを講じた上での，やむを得ない方法として認知されている．しかし本書では，① ガイドラインで推奨されている鎮静に用いる薬物に，少なくとも痛み，呼吸困難の症状を緩和する明確な作用がないこと，および治療の対象となる患者がその効果の

評価をできない状況におかれることを問題にした．さらには，② 耐え難い苦痛は避けえないことではなく，適切な緩和ケアを提供すれば耐え難い苦痛という事態を招かないことを述べた．実際に筆者の診療経験でも耐え難い苦痛に対して，手だてを失ったことはない．鎮静を緩和ケアの一手段として正当化するのは間違いであることを，倫理的な視点ではなく，医療的な視点で明らかにしたのである．

鎮静の提案は終末期患者に対する圧力である

　ここで，近代ホスピスの創始者であるシシリー・ソンダースが"安楽死に強く反対した"ことを思い起こしたい．彼女が反対したのは宗教的な信念からではなく，医療的なケアが何をなし得るかという知識によるものである．その見解は，第一に，痛みのコントロールはほとんど常に可能だということである．つまり患者は覚醒した状態で自分自身（を失わない状態）を保つことができ，心も体も快適な状態に保つことができると言っている．身体的な苦痛からの逃避としての安楽死は，もう必要ないということである．第二には，作家のジーン・ライズがタイムズ紙の紙面に書いたように，「人間の本性が今のままである限り，安楽死が本人の意思に基づいて行われることはそう長く続かないであろう」ということである．シシリー・ソンダースはシャーリー・ドゥプレイの著書"シシリー・ソンダース"の中でこう言っているのである．「自主的な安楽死を合法化することは，弱者に圧力を加え弱者への援助を妨害する無責任な行為です．それは弱い人々や年老いた人々，身体の不自由な人々や，死にゆく人々に払われる，私たちの心からの尊敬と責任感を無にしてしまうことになります．私たちはそのような否定的で，無知で，不幸な法制化をもたらそうとする，どのような試みにも抵抗すべきです」と言っている．

　この安楽死を鎮静に変え，法制化をガイドラインに変えれば，そのまま鎮静に対する厳しい見解を表すものであるとするのは無理があるだろうか．「弱者に圧力を加え」という点については，第7章の「患者本人の意思」について述べたこととも強く関わる問題である（文献34）．

シシリー・ソンダースに帰ろう

　シシリー・ソンダースの安楽死に対する見解を，読者は強く認識して欲しい．

第一に，痛みのコントロールがほとんど常に可能だということについては，筆者も全く同感である．さきのシャーリー・ドゥプレイの著書でこう続けている．『シシリー・ソンダースは 20 年前，聖ジョゼフ・ホスピスにいた時，痛みはほとんどの場合コントロールできるものだということを実証した．・・・患者の家族の回想を基にしたパークス医師の研究によると，1977 年から 79 年までの間，聖クリストファーで亡くなった患者のうち 33%は，最後の段階まで何の痛みを感じず，「極度の，あるいは，大変強い痛み」を感じた患者は一人もいなかった．7 パーセントが「強い痛みを感じ」，60 パーセントが「軽い，あるいは，中程度の痛み」を感じただけだった．』

　我々のチームでもやはり「極度の，あるいは，大変強い耐え難い痛み」を感じた患者，あるいはそのような痛みを緩和できなかった患者は一人もいなかった．痛みの緩和ができないことを理由に患者が入院を希望したり，筆者が入院をさせたりした患者は一人もいなかった．（参照: 第 2 章の中のさくさべ坂通り診療所における医療用麻薬使用の実情）

　第二の点も重要で，鎮静のガイドラインは，その制定の動機がいかに崇高であろうとも，病み，自律する力を喪失したがん終末期の患者に対する圧力になるだろう．まさに，そういった人々は，自分が家族にかけている負担を感じすぎるほどに感じているからである．そればかりか，ケアチームにさえ同様の感情を持つことが少なくないのである．そのケアチームから鎮静の提案がなされたらと思うと，言葉を失うのは筆者だけであろうか．現実に，第 1 章でも述べたが，筆者も鎮静の提案を親族から受けている．第 7 章の「患者本人の意思」でも触れたが，がん終末期の患者の心理状態をもっと掘り下げて考える必要がある．

シシリー・ソンダースから学ぶもの

　シシリー・ソンダースが現代の緩和ケアに繋がる基礎を築いたのは 1960 年代である．当時，鎮痛剤として使われていた麻薬はモルヒネとヘロインだけで，剤型も経口剤，注射製剤だけであり，坐剤，貼付剤などはなかった．経口剤も徐放剤はなく，鎮痛のための薬剤選択の幅はかなり狭かった．それでも前述のようにほとんどのがんの痛みが緩和されている事実は何を物語っているのか．聖クリストファー・ホスピスでの診療は宗教の違いによって患者への対応に区

別をつけていないとされているが，ケアの"場"そのものがキリスト教からの影響を深く受けていることは紛れもない事実であるし，敬虔なキリスト教徒であるシシリー・ソンダースが，このことを強く意識してケアをしていたことは確かなことである．成功した大きな理由はこのキリスト教を背景にしていたことであり，このことは必然的に全人的ケアだったからにほかならない．しかし，この全人的ケアはキリスト教の精神だけに依拠していたわけではなく，科学的な論考に基づいた要因が大きい．モルヒネの定時投与の有効性を確立したことに加えて，シシリー・ソンダースの功績のもう一つは，全人的ケアの基軸としてのトータルペインの概念の確立であることを忘れてはならない．

　日本の緩和ケアを考えるときに，我々は改めてシシリー・ソンダースから何を学ぶべきかという問いの答えを求め続ける必要がある．本書では，その答えを求めて試行錯誤の旅を続け，第3章「緩和ケアの医療的視点」の章でその一端を明らかにした．

　ここで改めて再整理を試みる．人は一人一人が個として独立した存在であるが，他者との関係を全く持たないで生きていくことはできない．宗教論ではなく，単純に考えて神，仏もその関わりの存在の一つである．宗教が日常生活に関わることなく，葬式など儀礼的に関わるに過ぎない実生活の中で，がんの痛みの緩和には，薬剤の選択，投与法の工夫も必要であるが，それ以上に大切なものがあることを示している．

【緩和ケアのプログラムに欠落しているもの】

　こうした背景を考えないと，ケアチームが症状緩和に難渋しているときに，痛みに対して鎮痛剤を使うのと同じ感覚で鎮静を行う事態を招く危険は大きく，現実に緩和ケアの現場でそうした安易な鎮静が行われていることが推測できる．

"鎮静"という名の生命の軽視

　安楽死が社会問題として大きく取り上げられる一方で，誰も知らない間に，鎮静という名の生命の軽視が，深く静かに"蔓延"しているのである．それも，全人的ケアあるいは個別性の尊重を旗印としている緩和ケアの名の下に「鎮静

は安楽死と違う．日本緩和医療学会のガイドラインにおいて鎮静と安楽死の違いを明確にしているではないか」という反論は十分に認識した上での話である．耐え難い苦痛の病態は何かを明確にして，具体的な対策を考えるという本来の医療的手法を放棄し，強制的に意識レベルを落として（その究極が死である）現象的に耐え難い苦痛を消滅させるという点では，鎮静も安楽死も共通している．緩和ケアの立場としてまずはじめに行うことは，耐え難い苦痛を生じないようにするプログラムを開発することである．

一般医療の延長上から抜け出せない医療者の自己矛盾

　一番欠落しているのは，一般医療との違いを医療的視点から明確にしていないことである．次には，緩和ケアに関わる医療関係者に，患者の状況はがんそのものの直接的な影響よりも，患者に関わる人々，治療との関係性の影響の方が大きいということの認識がないか，実感できない人が多い，ということである．

　この点について医療関係者は，まさに自己矛盾に陥っている面があるが，緩和ケア提供のプログラムが一般医療の手法の延長上にある限り，このことには気がつけない．単純化していえば一般医療は疾患単位，症状単位で治療するという要素的な対応である．一方，緩和ケアは，目の前にいる患者が困っていることを患者自身の価値観で，それぞれの要素を抽出し再構成することで，ケアの対象を明らかにしていく過程である．その過程において患者自身が，今なにをすべきかを見いだし生きることを支えていく全人的ケアである．

　実践プログラムを構築するためには，このように緩和ケアの視点を明確にして，一般医療の視点を包含する必要がある．全人的ケアは緩和ケアで普通に語られてはいるが，言葉として語られてはいても，実践の中でどう具体化するのかというプログラムは見えてこない．

患者の価値観を置き去りにした医療者主体の発想

　耐え難い苦痛のほとんどが，患者をとりまく状況との関係性が大きな誘因になっていて，その延長上に患者がある種のパニックにおちいった結果であると言っても過言ではない．パニックになる要因としては，いろいろな意味での関係性が破綻した結果，"起こっていることがわからない" "起こっていることの

対策がわからない"などの認知力・判断力の低下を挙げることができる．

　苦痛症状を緩和するという治療の軸を医療側の判断におくのではなく，患者が常に判断し，選択できるように支援すればパニックになることはない．つまり，耐え難い苦痛に苦悩することがなくなる．あらゆる身体的な苦痛に対する緩和の基盤は同じである．痛み・呼吸困難を例にとって考えたときに，次のように表現できるような発想の転換が必要と考えている．

　"医療側が痛み・呼吸困難の緩和を図るのではなく，患者が痛み・呼吸困難の自己管理ができるように支援すること"が緩和ケアのあるべき姿である．痛みなどの苦痛症状の緩和において自己管理の視点を据え，精神的苦悩のかなりの部分は関わる人との関係性の中にその原因を求めることができるという認識が重要である．その上で実践を積み重ねていけば，耐え難い苦痛に苦悩することはなくなり，鎮静の必要性はほとんど考える必要がなくなる．

ケアチームが関わる功罪

　ガイドラインには，鎮静を行う前提として"全ての治療が無効である"とあり，ケアチームには責任がないことを謳っているが，この関係性を阻害する要因の一つに緩和ケアスタッフの対応があることを忘れてはいけない．鎮静を行うに当たっては，"がん"によって引き起こされた耐え難い苦痛を緩和する使命感に燃えて行うことは必要であるが，一方では，鎮静を行うケアチームそのものが耐え難い苦痛を引き起こしている原因の一翼を担っていないか，深く反省すべきである．

　第7章「患者本人の意思」でも検証したように，"悪い知らせ"においては特に顕著であるが，医療情報提供のためのコミュニケーションが，医療側と患者本人とではなく，医療側と家族との間で進んでいくという傾向が，あらゆる場面に見られる．このような光景を単に国民性と片付けて良い問題なのか．もちろんそれは違う．緩和ケアにおいて個別性を尊重することが大きな基軸だとすれば，がん終末期の患者がそれまで受けてきた医療，そして終末期に受けているいわゆる緩和ケアにおいて，どれだけのチームが患者本人との合意の基にケアを提供しているのか．もし個別性の尊重が実践できていれば，かならずその成果は明らかになるはずである．鎮静を指向することに対して筆者が譲れないのは，"本人の意思に基づいて"ということである．全てのケアチームは"本人

の意思に基づいて"いることを原則にしている．第7章でも述べたが，"本人の意思に基づいて"いるのかどうかの判断は容易ではないので，ケアチームとしてこのことを常に謙虚に検証しなければ，単なる言葉の遊びになってしまう．

"本人の意思に基づいて"ということが字義通りに貫徹されていれば，耐え難い苦痛に至ることはほとんどなくなり，必然的に鎮静の必要性は考慮に値しなくなるのではないかと考えている．

鎮静を症状緩和の1つの方法として位置づけてはいけない．緩和ケアとは何か，緩和ケアの実践プログラムは何が基本となるのかを明確にする作業を積み重ねる必要がある．緩和ケアにおける鎮静の位置づけを再検証し，個別性の尊重という視点を貫くことによって得られた成果を，全てのがん治療に還元できるようにすることを期待したい．

おわりに

　がん終末期の緩和ケアにおける最大の問題は，提供したケアについての評価を当事者である患者の生の声として聞くことができないことである．がんで死にゆく人は色々な思いを抱えているが，最後の瞬間は誰にも伝えることなく旅だってゆく．私たち医療者は少しでも役に立てればと必死の思いで日夜努力し，日常の診療を行っているが，その評価を聞くことはできない．私たちが関わった患者はすべていなくなり，二度と我々の前に姿を見せることはない．私たちが提供したケアの質の評価は死の瞬間に集約される．つまりそれまでに提供したケアを積み重ねてきた結果として，その人の最後の瞬間に，その人の人生の全てが凝縮される．緩和ケアが全人的ケアであり，"その人であることを維持・継続すること"を目標とするならば，最も重要な時期にケアの受け手である患者の生の声を聞くことができないことが，緩和ケアの質的な高まりを阻害する最大の要因である．緩和ケアの評価は色々な側面から得ることができるが，患者本人の評価が得られないという決定的な問題を認識して，客観的で，独りよがりではない方法を開発しなければならない．

　しかし，提供する医療の内実に妥当性がなければ，提供した医療を評価することに意味はない．緩和ケアが医療としてどのような位置づけにあり，医療の理念およびそれに基づいた医療提供の基準とは何か，という課題には明確な基軸は必ずしもハッキリしていない．少し乱暴な言い方になるが，WHOの緩和ケアの定義を基にそれぞれが勝手な解釈をして，それぞれのチームの状況に合わせて実践しているのが現状ではないか．

　この時に，死そのものの存在が大きすぎて，認識される多くの現象が引き起こされた責任を全て死そのものに帰するという思考から脱却できない．その結果，患者に関わる実際の要因が医療者の認識から外れてしまう．実は，死を実感したがん終末期の患者に対して，『患者を脅かすのは，多くの場合死そのものではなく，死にゆく過程で冷遇されること，治療に値しないつまらない患者と思われることである』（文献35）という視点の欠落につながるのである．医療人は，がん終末期の患者の苦悩に影響を及ぼす要因は家族・友人・知人そして医

療・ケアチームとの関わりの問題が大きいこと強く認識し，抗がん治療，緩和ケアのあり方に反映させなくてはいけない．本書ではこの点に留意し，緩和ケアの医療的な位置づけ，目標を明確にする作業を試み，一定の整理ができたと考えている．

　WHO の定義では，緩和ケアの目標を QOL の改善としているが，他の医療が数値化できたり画像評価ができたりすることと比べると，緩和ケアは抽象的・概念的である．抽象的・概念的な目標は言い換えると曖昧であり，ケア側の自己満足の域を出ないということになる危険性を孕んでいる．このような危険性を回避する不断の努力が必要であるが，基本となるのは用いる用語の意味を一歩踏み込んで理解し，共有することである．"耐え難い苦痛"あるいは"治療抵抗性"という言葉を例にとって考えてみても，第 1 章あるいは第 4 章で検証したように，その深さと広がりは限りがない．必然的に緩和ケアの概念そのものに関わる話であり，緩和ケアの進歩の中で不断に真摯な議論を重ね，用語の意味を概念的な世界にとどまらないで具体的に認識し共通の理解が得られるようにしなければならない．

　鎮静は緩和ケアのこうした困難な作業の必然性を曖昧なものとすることになり，緩和ケアの充実の阻害因子にさえなっていると言っても過言ではない．

　鎮静が「弱者への援助を妨害する無責任な行為」であることは確かであり，苦痛症状緩和の一手段になっている危険性に対して，もっと多様で活発な議論が望まれる．

　実際に，ガイドラインの医学的検討の項目では，"深い持続的鎮静の割合は 20～50％と見積もられる"と記載されているし，日本ホスピス・緩和ケア研究振興財団による"遺族によるホスピス・緩和ケアの質の評価に関する研究（J-HOPE）"の中の多施設診療記録調査では，対象緩和ケア病棟の鎮静率は 25％と報告されている（文献 32）．この数字ですら筆者には想像を超える高さである．さらに驚くべきことに，日本の緩和ケアのリーダーの一人の報告では，深い鎮静の割合が 68％と異常な高さであり（文献 22），技術水準の低い緩和ケア病棟・チームの鎮静率の実情あるいは行く末を想像しただけで，暗澹たる思いがする．

　最後に一つ付け加えると，鎮静に至る理由の大きな症状に"せん妄"がある．しかしせん妄の問題に踏み込むと本書のボリュームが膨らみすぎてしまい，かえって焦点がぼやけることを恐れたため，あえて触れていない．せん妄も他の

身体症状と同じように患者の強いメッセージが込められており，ケア提供側がそれを受け止めることができれば，がん終末期のせん妄のほとんどは対応が可能である．拙著「もしもあなたががんになったら」(晩聲社)は，せん妄を主たるテーマにしているのでご参照いただければ幸甚である．

　本書では極力論理的に，根拠を示しながら論旨の展開をしてきたつもりである．むろん全ての問題に完璧な論旨を貫くことはできないし，緩和ケアについての考え方やアプローチが画一的になることを願っているわけではない．ただ現在の日本の緩和ケアの流れは，一つ一つの言葉の吟味について問題があり，そのことが全体の緩和ケアの認識，指向に大きな影響を与えていると感じている．本書のなかでなされた論理展開，事実認識に問題があれば，謙虚に検証し直し，議論を重ねていきたいと考えている．厳しいご批判，ご叱正をお願いして，本書の結びとする．

　最後に構想の段階から的確なアドバイスをいただいた，友人の嶋津弘章氏に深甚なる謝意を表するものである．

文献

1) 飯田亘之, 甲斐克則編. 終末期医療と生命倫理. 太陽出版: 2008.
2) 村田久之. 改訂増補 ケアの思想と対人援助 終末期医療と福祉の現場から. 川島書店: 1998.
3) 三輪和雄. 安楽死裁判. 潮出版社: 1998.
4) 日本緩和医療学会 緩和医療ガイドライン作成委員会 編集. がん疼痛の薬物療法に関するガイドライン 2010 年版 金原出版: 2010.
5) 緩和ケア継続教育プログラム PEACE PROJECT 緩和ケア研修会教材. http://www.jspm-peace.jp/
6) 小山なつ. 痛みと鎮痛の基礎知識 上巻. 技術評論社: 2010.
7) Merskey H, Albe-Fessard Mme DG, Bonica JJ, et al. Pain terms: a list with definitions and notes on usage. Recommended by the IASP Subcommittee on Taxonomy. Pain. 1979; 6: 249-52.
8) Twycross R, Lack SA（武田文和訳）. 末期癌患者の診療マニュアル―痛みの対策と症状のコントロール. 第 2 版. 医学書院: 1991.
9) Arnsten A, Mazure CM, Sinha R. This is your brain in meltdown. Scientific American. 2012; 306: 48-53.
10) STAS ワーキンググループ編集. STAS-J（STAS 日本語版）スコアリングマニュアル第 3 版 日本ホスピス・緩和ケア研究振興財団. 2007.
11) SUPPORT TEAM ASSESSMENT SCHEDULE DEFINITIONS AND RATINGS. http://www.csi.kcl.ac.uk/files/STAS.pdf#search='SUPPORT+TEAM+ASSESSMENT+SCHEDULE'
12) 藤川文子, 鈴木喜代子, 牧野裕子, 大岩孝司. がん終末期患者の呼吸困難症状緩和. p.292, 第 19 回日本緩和医療学術大会.
13) 終末期医療のあり方について.—亜急性型の終末期について— 日本学術会議臨床医学委員会終末期医療分科会. 平成 20 年（2008 年）2 月 14 日 http://www.scj.go.jp/ja/info/kohyo/pdf/kohyo-20-t51-2.pdf
14) WHO の緩和ケア定義（2002 年）. 日本ホスピス緩和ケア協会訳. http://www.hpcj.org/what/definition.html
15) 中島 孝. 尊厳死論を超える 緩和ケア，難病ケアの視座. 現代思想. 2012; 40 (7): 116-25.
16) 下妻晃二郎. 乳癌と QOL. QOL 評価法マニュアル. インターメディカ: 2001. p.150-7.
17) 厚生労働省大臣官房統計情報部編. 生活機能分類の活用に向けて―ICF（国際生活機能分類）: 活動と参加の基準（暫定案）―. 一般財団法人厚生労働協会: 2007.
18) Huber M, Knottenerus JA, et al. How should we define health? BMJ. 2011; 343: d4163.

19) イヴァン・イリッチ（金子嗣郎訳）．脱病院化社会．晶文社：1979．
20) 島薗 進．スピリチュアリティの興隆．岩波書店：2007．
21) 窪寺俊之．スピリチュアルケア入門．三輪書店：2000．
22) 日本緩和医療学会 緩和医療ガイドライン作成委員会 編集．苦痛緩和のための鎮静に関するガイドライン2010版．金原出版：2010．
23) 世界保健機構編 武田文和訳．がんの痛みからの解放とパリアティブ・ケア．金原出版：1993．
24) 竹ノ内裕文，日本死生学会監修．安楽死問題と臨床倫理．青海社：2009．
25) 飯田亘之．＜発表メモ＞ 鎮静と積極的安楽死の間．http://plaza.umin.ac.jp/pe-med/kokunai/colloquium4-2.html
26) 宮川俊之．安楽死の論理と倫理．東京大学出版会：1979．
27) Daunderer M, Schwender D. Unwanted wakefulness during general anesthesia. Anaesthesist. 2004: 53(6): 581-92.
28) 河合隼雄．家族関係を考える．講談社：1980．
29) 安楽死と末期医療．国立国会図書館 ISSUE BRIEF NUMBER 472 (MAR. 11.2005)．
30) 「ふたたび終末期医療について」の報告，平成18年2月 日本医師会 第Ⅸ次生命倫理懇談会．http://www.med.or.jp/nichikara/seirin17.pdf
31) 小林亜津子．看護のための生命倫理［改訂版］．ナカニシヤ出版：2010．
32) 佐藤一樹．緩和ケア病棟で提供された終末期がん医療の実態―多施設診療記録調査―：遺族によるホスピス・緩和ケアの質の評価に関する研究．J-HOPE（財）日本ホスピス・緩和ケア研究振興財団．
33) 清水哲郎．医療現場に臨む哲学．勁草書房：1997．
34) シャーリー・ドゥプレイ（若林一美訳）．シシリー・ソンダース．日本看護協会出版会：1989．
35) 神庭重信．心と体の対話．文春新書．文藝春秋：1999．

著者略歴

大岩孝司（おおいわたかし）

【略歴】
- 1972.3　千葉大学医学部卒
- 1972.4　千葉大学医学部肺癌研究施設外科部門
　　　　　以後国立佐倉病院，結核研究所附属病院，鎗田病院，松戸市立東松戸病院で呼吸器外科医としておもに肺癌の診療に従事
- 2001.9　在宅緩和ケアの診療開始
- 2002.4　医療法人社団修生会さくさべ坂通り診療所開設

【現在】　千葉県がん対策審議会
　　　　　千葉県がん対策審議会緩和ケア推進部会部会長

【著書】
1) がんの最後は痛くない　　　　　文藝春秋社　　2010年
2) もしもあなたががんになったら　晩聲社　　　　2011年

鈴木喜代子（すずききよこ）

【略歴】
- 1979.3　国立千葉病院付属看護学校卒業
- 1979.4　国立千葉病院小児病棟勤務
　　　　　以後国立佐倉病院，国立千葉病院精神科病棟，
　　　　　国立栃木病院，国立千葉東病院に勤務
- 2000.3　国立千葉東病院を病棟師長で退職
- 2000.4　株式会社ヘルシーサービス東金営業所に介護支援専門員として勤務
- 2001.9　在宅緩和ケアの診療開始
- 2002.4　ケアステーションわたぼうし開設
　　　　　医療法人社団修生会さくさべ坂通り診療所勤務
　　　　　現在に至る．

【著書】
1) 新看護学8　基礎看護3　分担執筆　　医学書院　　2012年

その鎮静,ほんとうに必要ですか
　　─がん終末期の緩和ケアを考える　ⓒ

発　行	2014年10月5日　1版1刷
	2015年8月20日　1版2刷

著　者　大　岩　孝　司
　　　　鈴　木　喜代子

発行者　株式会社　中外医学社
　　　　代表取締役　青　木　　滋

〒162-0805　東京都新宿区矢来町62
　　　電　話　　03-3268-2701(代)
　　　振替口座　00190-1-98814番

印刷・製本　三報社印刷(株)　　　〈MM・SH〉
ISBN 978-4-498-05714-2　　　　　Printed in Japan

JCOPY　＜(社)出版者著作権管理機構 委託出版物＞

本書の無断複写は著作権法上での例外を除き禁じられています．
複写される場合は，そのつど事前に，(社)出版者著作権管理機構
(電話 03-3513-6969，FAX 03-3513-6979，e-mail: info@jcopy.
or.jp)の許諾を得てください．